玻尿酸打得越多就 **越年轻** 吗?

双眼皮割得越宽就 **越美** 吗?

脂肪填得越多就 **越立体** 吗?

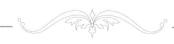

整形美容的真正意义：

通过合理的科学手段来对抗岁月和各种变故带来的痕迹，避免衰老以一种无法面对的丑陋形式出现。

整形美容最基本的原则：

植入人体的材料必须能够完整取出，或者完全分解代谢。

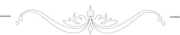

杭州市科协科普专项资助

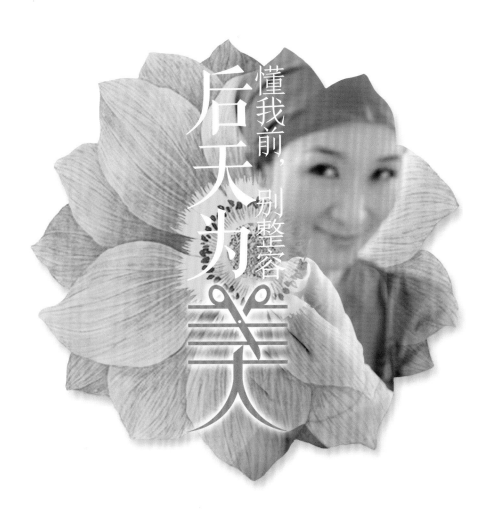

懂我前，别整容

后天为美

王琳 /著

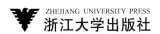

ZHEJIANG UNIVERSITY PRESS
浙江大学出版社

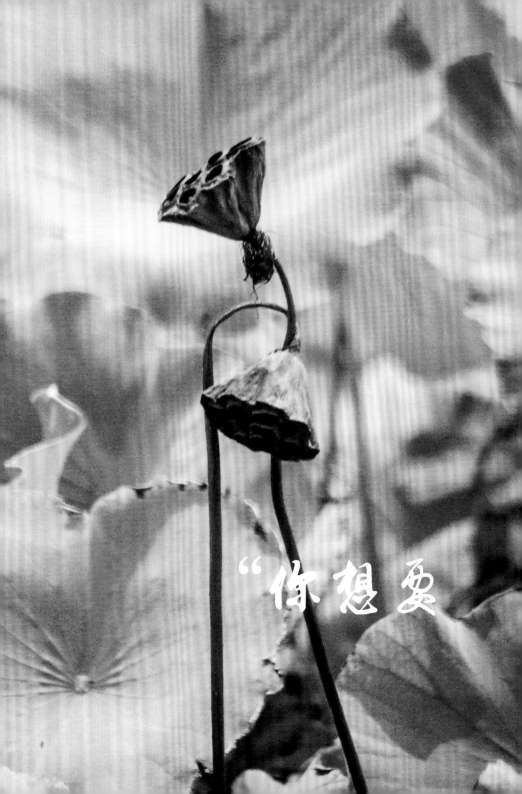

"你想要

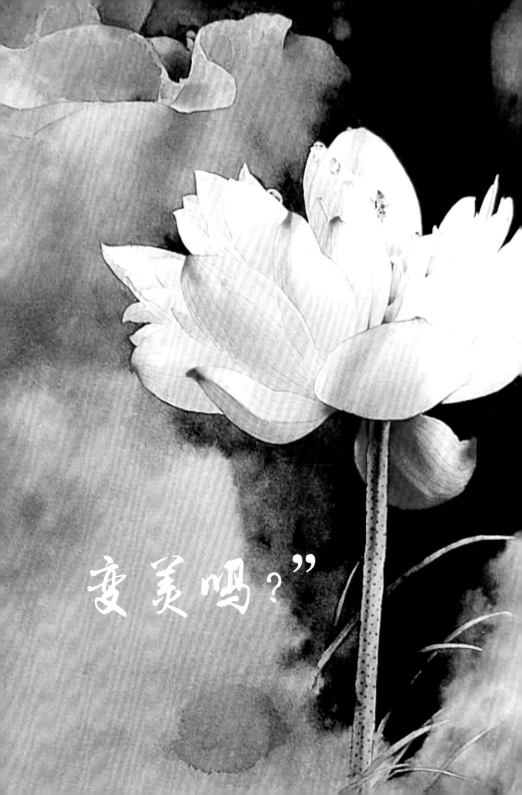

变美吗？"

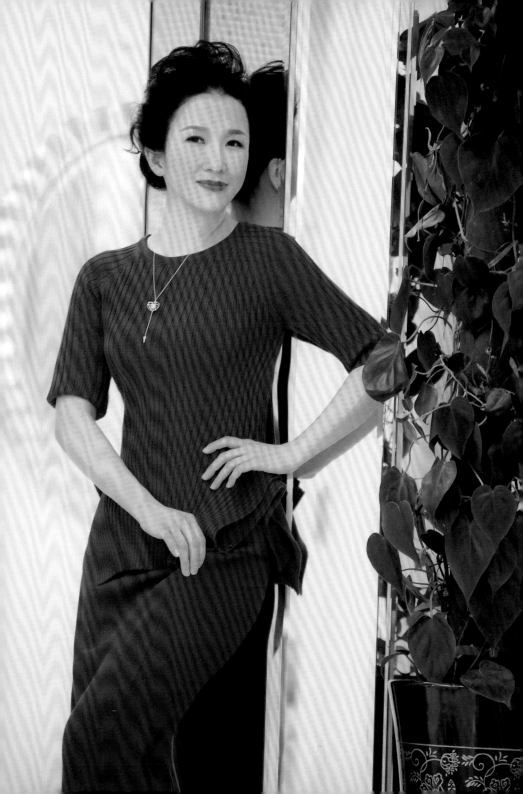

序

一片冰心在玉壶

拿边塞诗人王昌龄的诗句来形容医美达人王琳及她书写的科普读物，合适吗？

可这是我读这本书后自然而然的感慨。

甭说时间才过去千余年，就是乘上一倍两倍，我以为，人性的今古相通依然显而易见。譬如对美的痴情，对美欲的难以控制，对形象与立足的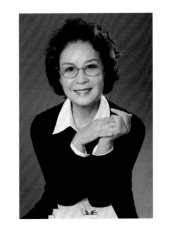无法平衡，对精神美的社会向往与世俗间的小众化……就像绝世美人海伦能引起古希腊战争，中国后宫美女王昭君被作为和亲砝码。美的力量和能量，实在太大。在乎颜值，从来是人之所以为人的重要标识。

认识王琳多年，只觉得她本事大，手艺好，通情理而不贪婪。拒绝她的提议，心理无压力。但这本书，却让我抛去朋友间的泛泛评价，重新打量她这个人。王琳，确是一位难得的专家、匠人、姊妹，是一位敬畏科学、深谙医道的白衣天使。

若没有对千万案例成竹在胸，甚至与国内外医美大腕一起在手术台前频频动刀，她也不敢在书名上高喊"懂我前，别整容"！

专家，需要高深的学术底气。

若不具有超常的功夫，岂能把别人缝合的十针"乱码"仔细拆掉，提着小心在狭小的皮肤上重新缝缀100多针，让瘢痕尽可能地平滑、消遁。

匠人禀赋，犹如东方宗教的戒定慧。

若没有视病家为亲人的真诚，又何必把医学边界、医美局限还有手术后的各种忌讳说得那样婆婆妈妈，好像不叮嘱清楚就会有坏事情降临到我们面前。

姊妹情怀，是可以为你哭泣的。

王琳说，这本书所涉及的内容多为常识，案例亦多服务于百分之九十几的公众，只是锦上添花而已。可我却读到了她急切切的雪中送炭。你想，当有些名人在自媒体抑或公众号上煞有介事地宣传面膜无比巨大的功效，让人忘记个体和基因的特别之处，而忽略没有昭告的谜底时，白衣天使岂能坐视不管？王琳把让爱美之心为之震颤和意动的打玻尿酸、割双眼皮、填脂肪等等，开门见山地放在前言里，其针对性就让这本科普书有了非常现实的意义。

科普，必须简易；科普，不可带玄幻诱导的企图。我会将《后天为美：懂我前，别整容》送给朋友。虽然很多人懂得美人在骨不在皮，但忙于生计，耽于事业，常常自以为是地照镜子，对父母给的容颜、身体照料不当，甚至还有超越自然规律的过度需求。谁不希望在天使的引导下，得体、优雅地美到最后？而内外兼修，腹有诗书，并不与美颜作对。

也许美颜真的会助人成功。

我们需要得到像王琳这样的医美达人的呵护，她们越是不虚张声势，越是不站在街头吆喝，就越是让我们觉得安全、可信。

国家一级导演

著名文化学者

杨道立

前　言

后天为美：
懂我前，别整容

"我想整容！"

"我想变美！"

"我想年轻！"

"我想祛眼袋！"

……

只要有机会，朋友们、同学们、各种各样的关系就会跟我这个整容医生倾诉、咨询、提问。他们知道，对于一直奋战在临床一线的我来说，25年的整容从业经历实在太丰富了，偶尔说出来的故事都让他们兴奋不已。

对于大多数人来说，整容是关于男女演员八卦经常出现的话题，是坊间流传的各种香艳故事，是邻家女儿上大学前做了个双眼皮成了校花，是同事李大姐切了个眼袋年轻了10岁，是公司领导驻颜有方、青春永驻，是闺蜜们下午茶讨论的玻尿酸、肉毒毒素……当然还有祛斑点痣、祛疤脱毛、吸脂隆胸等，远在天边近在眼前，面子问题谁不关心呢？

就如很多求美者向我倾诉的那样："贼心一直有，就是没贼胆！怕呀，没整之前，最起码能出门；整得不好，门都出不去了。特别希望找到一位靠谱的整容医生！"

于是，三观相同的我们在这里找到了彼此。

翻开此书的各位，如果你是同行，希望能分享彼此的心得体会，共同成长；如果你是求美者，希望能从他人的案例中得到启迪，在求美的途中少走弯路，一路高歌！

感谢诸位！

王琳　于大连

2019 年 1 月 19 日

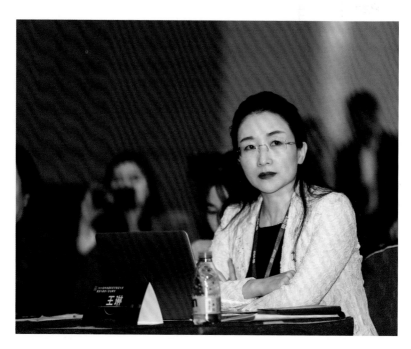

特别声明：本书中所用照片均为真实案例，未经允许，不得转载。

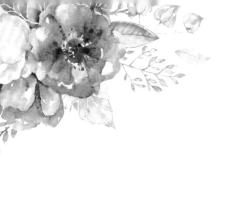

目　录
CONTENTS

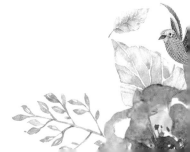

Part
2

衰老是由基因决定的，怎么破？

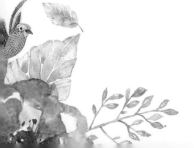

Part
3 当下流行的整容秘籍

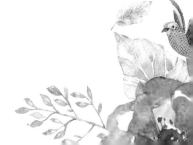

Part 4

一白遮百丑：好皮肤的由来

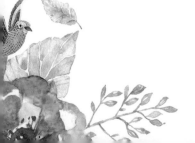

Part
5

私密处整容：都是悄悄话

Part
6 不怕不怕，医生的神经比较大条

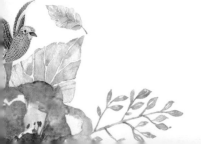

Part 1

生为美人：
明星脸上暗藏的
整容密码

哪种双眼皮更适合你？

五官之首，
华丽美眸

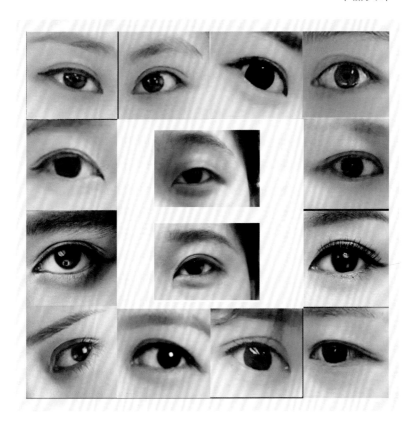

在整形美容医生的职业生涯里，每天都会面对有着不同需求的求美者，但是每天接诊时最多的咨询还是有关双眼皮的。很多想拥有大眼美眸的求美者会拿着某位女演员的照片来找我："王琳医生，我就想把我的眼睛变成她这样的。"看着他们一双双渴望的眼睛，真的是想帮助他们实现愿望，但是作为专业的整形美容医生，我会很认真地进行诊查，分析眼形，之后再告诉他们，究竟什么样的才合适。

首先，给大家分析咨询率最高的两种双眼皮吧。

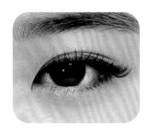
开扇形双眼皮

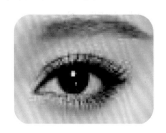
平行形双眼皮

第一种双眼皮的宽度在 7 毫米左右，内眼角的部位没有双眼皮，被内眦赘皮遮住，是典型的**开扇形双眼皮**，这样的眼睛具有中国古典美，细长妩媚，配上亚洲女性标准的蛋圆形脸蛋、嘟嘟上翘的嘴唇、圆润的额头，实在是美得有特色、有味道！

第二种双眼皮的宽度大致在 10 毫米左右，内眼角完全打开，没有内眦赘皮的任何遮掩，是典型的**平行形双眼皮**。这样的眼睛很欧化，既有亚洲人的长度，又有欧美人的宽度，配上巴掌脸、高鼻梁、尖下颌，绝对很上镜、很大气。

那么，怎么才能做出这样的双眼皮呢？
常见的双眼皮手术方法有以下三种。

1. 埋线法重睑术

双眼皮形成
的条件

选择很重要哦，只有薄薄的眼皮才适合这种方法。否则，在厚重的肿眼泡上面埋一条线，不仅容易脱落，而且看起来很怪异！埋线法重睑术的优点是随时可以用其他两种方法来调整，恢复期短；缺点是无法同时处理多余的脂肪等问题，容易脱落。

埋线法重睑术

2. 切开法重睑术

切开法重睑术的适应证较广，而且可以根据具体情况进行去皮、去脂，矫正提肌力量，治疗**倒睫**。缺点是恢复慢，且瘢痕体质者慎选此法，因为容易留下永久性的瘢痕（容易在切口下方产生"肉条"）。一旦有问题，修复起来就非常复杂，甚至有困难。

> 倒睫：睫毛向后方生长以致触及眼球的不正常状况。

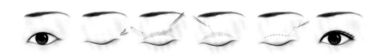

切开法重睑术

3. 微创三点重睑术

微创三点重睑术的操作介于上述两种术式之间，需要特殊的微创手术器械以及高超的手术技巧。其优点是可以处理上睑厚重的脂肪，调整轻度的提肌无力，自然无痕，恢复快；缺点是有脱落的可能性，但概率极低，且调整起来相对容易。

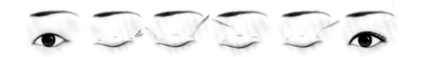

微创三点重睑术

最后，关于开眼角。如果打开开扇形双眼皮的眼角，那么扇形的眼睛就会向平行形发展，再适度抬高双眼皮的宽度，就会接近于大平行，各位可以想象一下是何种形态。

做双眼皮真的不简单，不但要选对适合自己的方法，还要找到有经验、有技术的整形美容医生，这样才能拥有一双适合自己的美丽眼睛。

一直敷面膜的后果

《刻不容缓》
毒面膜

对于肌肤来说，好好地保养和修整是为了能够将年轻、美丽延续得更长久。

一大早，我就被一位外地同学的电话吵醒："老同学，求你赶紧看微信，看看我该怎么办。今天中午还要参加一个重要婚礼！"打开微信一看，这么多照片！照片上的脸都是又红又肿的，还有好多小疹子，连双眼皮都肿得看不到了，怎么去参加婚礼呢？

当务之急是赶紧消肿，治过敏。先问问过敏史吧。她一直以来就特别羡慕皮肤又白又水嫩的人，平日里工作很忙，没有好好做护理，好不容易放假了，一位女演员的护肤视频吸引了她。原来这位女演员自述美肌是敷面膜敷出来的，每天从早到晚只要有时间就敷，一年要敷1000张面膜……再看看她自己：偶尔敷一下，一年都敷不完两盒。视频里的女演员肌肤白得胜雪，不见毛孔。而镜中的她自己：皮肤又黑又黄，毛孔粗大，干枯松弛……于是，她立下决心，马上买了一箱各种面膜。到货后，只要有空，就敷面膜。

我问："你怎么敷的？"

"我就按照那位女演员说的那样，有空就敷，把皮肤泡在面膜里。"

"那你敷一张面膜过 20 分钟左右，面膜就干了，然后怎么办？"

"我就把面膜取下来，照镜子发现皮肤确实水嫩了不少，就再换一张（面膜）敷。不过我记得你跟我说过，睡觉时不能敷面膜，我是把面膜取下来再睡的。"

"那你这些天就一直这么敷？皮肤没有不舒服吗？"

"前几天，皮肤还挺好的。这两天，皮肤就有点痒，主要集中在眼睛周围和下巴，我也没太在意，心想一定是平日里缺水缺得太多了，这一下子补上去了，有点反应也是正常的。可是昨晚睡觉前反应就有点重了，我就有点担心。今早一起床，老公说我的脸肿得厉害。"

"明白了。请按照我说的去做：到药房买两瓶生理盐水，放到冷藏柜里。马上用冰袋（没有的话，可以买两根雪糕）裹上白毛巾敷在脸上。口服抗过敏药、维生素C、钙片。大量饮水。1 小时后，待生理盐水达到冷藏的温度，取出生理盐水，将其倒在纱布上，待纱布浸湿后将湿纱布敷在脸上。纱布以不滴水为好，用其反复进行湿敷。2 小时后，看情况是否好转到你能参加婚礼。当然，还是建议到医院就

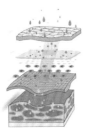
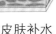
皮肤补水

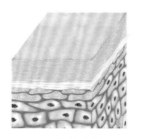
正常的皮肤

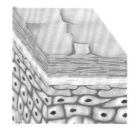
干燥的皮肤

诊，避免出现其他问题。"

接下来，让我们来分析一下女演员的所谓好皮肤。以我多年做整形美容医生的经验告诉大家：只靠敷面膜就能做到她那样的好皮肤，这是不可能的。当然，如果她只有18岁，那么这也是有可能的。所以，先看年龄。另外，国外网站上有很多没修图的女演员高清照片，那才是真相！过了18岁，如果还能拥有如水似雪的好皮肤，原因有四个：天生遗传得很好；后天维护得很到位；光电微整很及时；化妆美颜技术很高超。

我这位老同学的现身说法，告诉大家"一直敷面膜就能拥有好皮肤"是不可信的。面膜里有什么？各种精华液，还有很多的防腐剂、乳化剂等。它利用物理封包的原理，强迫肌肤表皮层吸收更多的营养物质。长时间将皮肤浸泡在液体里，会出现什么情况呢？大家泡温泉、洗澡都知道，时间太长，皮肤就变得皱皱的，反而会脱水！这是因为我们的皮肤是人体最大的屏障，保护我们不受外界侵扰。皮肤吸收水分、营养物质的能力是有限的，绝对不是敷得越多，吸收就越多。

那么如何选择面膜呢？

如果你要在家里自己用面膜类产品，那么基本上就是面膜贴和面膜膏两种选择。在不谈成分的前提下，给大家罗列这两种选择的优劣之处，供大家选择。

/ 面膜贴的三大优点 /

1. 携带容易，使用方便

打开包装就能用，用完直接丢弃。优质的面膜贴用后无须清洗面部。妆前使用补水型的面膜贴更是让底妆持久的秘诀。

不要把美容
变成毁容

2. 贴敷性强，渗透性好

片状膜对于皮肤有施压性，能通过面膜贴的"渗透压"原理让肌肤"大口"地"喝"进营养，揭开面膜后肌肤瞬间水润，相当有满足感。

3. 弹性面膜贴，提拉紧致

弹性面膜贴，可有效提拉、固定脸型，调整松弛部位，达到收紧面部轮廓的"V"形脸的效果。

/ 面膜贴的三大缺点 /

1. 容易有死角

面膜贴毕竟是形状统一的，不可能适合每个人，尤其不适合脸型大的人。有的面膜贴甚至大得粘到头发上，却贴不到眼周和鼻翼窝。

2. 贴上之后要平躺，最好不要讲话

贴上面膜贴来回走有面膜贴突然掉下来的尴尬，尤其是有厚度的面膜贴。就算是最薄的蚕丝膜，也要小心，只有平躺才是正道。

3. 有倒吸水分和导致皮肤过敏的风险

敷面膜时间若太长，面膜贴就会倒吸皮肤的水分，而且还有可能导致皮肤过敏。因此，设定好时间是很重要的。

/ 面膜膏的三大优点 /

1. 无死角

无须担心脸型，还可以根据皮肤的质地类型进行分区护理。比如"T"区用泥状的来控油；颊区用膏状的、啫喱状的来补水；在干燥的区域可以涂厚一些；在有痘痘的区域用消炎的，不用活性精华成分……尤其是皮肤有问题的时候，你不能用面膜贴来"一统天下"！

2. 灵活度高

涂抹到脸上之后，形成了密封的状态，根本不用担心它会掉下来。

3. 性价比高

也许从价格来看，一瓶面膜膏的价格不低；但是从单次使用的价格来看，其性价比一定是远远超过面膜贴的！

/ 面膜膏的三大缺点 /

1. 使用后清洗麻烦

水洗面膜的黏着力强，所以需要反复认真清洗，但不要大力哦。请用化妆棉轻轻擦洗，不要用力揉搓。

2. 精华液的浓度较小

相比一张含有很多精华液的面膜贴来说，面膜膏确实少了很多精华液。

3. 容易污染

有的罐装面膜膏能用很久，不能直接用手去挖它，否则容易滋生细菌。我只用管装的面膜膏，不太用罐装面膜膏，因为很担心那么久才用完会被污染。

在这里，还要提醒诸位：面膜虽好，但一定要会选择，一定要会用，否则就会有麻烦。一旦过敏了，治疗是不易的，而且容易反复。敏感肌可不是什么好事，找到一个经验丰富的整形美容医生最重要！

你那么好，却带着难以释怀的疤

美容缝合不留疤的秘密

　　在不同时期，总会有不同的风靡一时的电视剧供我们茶余饭后闲聊。记得有部剧的男主人公足踏一叶扁舟，无桨而行，在波光粼粼的中国水墨画一般的场景中出场，帅得不可名状。

　　但是，我的职业病又犯了。由于车祸，这位演员面部的瘢痕十分明显，时时牵动着我的心。我将屏幕定格，然后从各种角度来观察他的瘢痕。其右侧面部的瘢痕经过多次修复

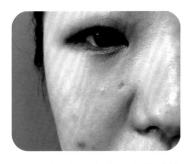

鼻部右侧痘坑瘢痕手术祛除前

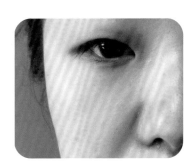

鼻部右侧痘坑瘢痕畸形矫正术、术后抗瘢痕序列治疗180天

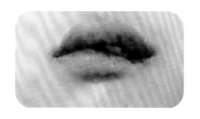 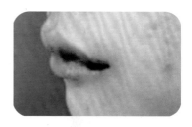

下唇缺损修复术前

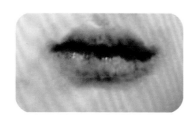 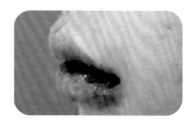

下唇缺损、红唇黏膜瓣膜修复术后1周

手术，仍然留有清晰的痕迹。当然，即使有疤，即使有不对称存在，当一个人足够美好时，在人性光芒映照下，谁还会在意这疤呢？这疤反而升华了其人生阅历，令其更加深入人心。

当然，只要你有足够的耐心和决心，经过详细的诊断和分析，通过各种技术手段（**如瘢痕修复手术、扩张器植入手术、皮瓣转移手术、自体脂肪移植手术、毛发移植手术、激光治疗、瘢痕药物局部治疗等**），各种类型的瘢痕和移位都可以逐渐淡化。

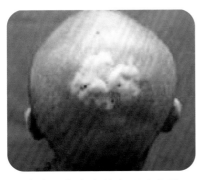

头皮烫伤瘢痕扩张器治疗前

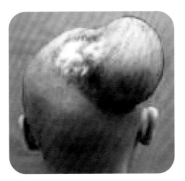

扩张器植入后，注水扩张中

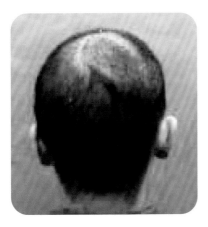

扩张器取出，瘢痕切除皮瓣转移
术后90天

MDT 对抗
瘢痕无死角

　　我永远都不能忘记在我做整形美容医生第5年听过的一场关于瘢痕治疗的专题报告会。会上，一位日本整形美容专家用他40年的治疗瘢痕的经验，配合非常翔实的案例告诉我们：持续的抗瘢痕治疗是有效的，关键是医生和患者之间要保持信任，还需要患者的依从性和医生的耐心！

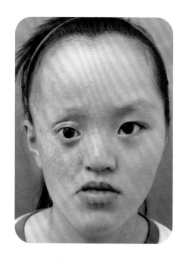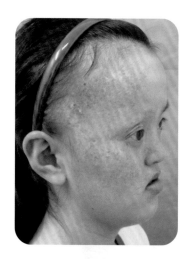

14年前右侧面部放疗后，面部凹陷、有瘢痕，软组织流失，
骨骼缺失，发育不对称

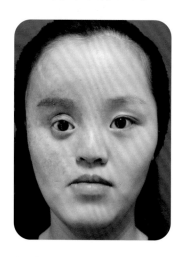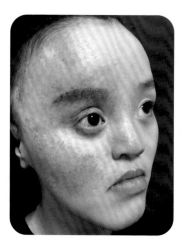

经过4次自体脂肪移植＋抗瘢痕序列治疗，瘢痕皮肤修复再生
为有活力的组织，行右眉部自体毛发移植术，术后1周，毛发
成活良好

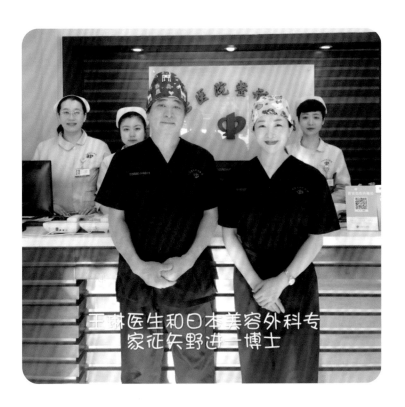

王琳医生和日本美容外科专家征矢野进一博士

40岁美少女，"逆龄"有道

十年微整
年轻的感觉

一位好朋友一早给我发微信，一定要我研究一下一位已经40岁的"逆龄"女演员的最新消息。从这位女演员出席最新的娱乐盛典、跟健美小姐同台比舞等各种照片，简直看不到这位女演员的衰老迹象。"为什么她现在比去年在舞台上表演时还要年轻？逆天吗？"

那这位"逆龄"女演员是怎样做到"防腐"的呢？

1. 身材紧实、苗条

40岁的女人很容易有"拜拜袖""肥肚腩""马裤腿"……体型保持是关键。常年的坐姿使脂肪堆积在了这些臃肿部位。这些臃肿部位可以通过健身，也可以通过**脂肪抽吸**来有效去除。有了苗条的身材，才能有漂亮的"衣架子"。

2. 光洁饱满的前额是关键

绝大多数这个年纪的女人前额皮肤开始松弛，有皱纹，出现沟壑塌陷、前额比例后缩的现象，整个人开始显老态。这一点，我的这位好友最理解，因为她的"亮脑门"就是我在3年前的作品。"做完**自体脂肪移植**后，即使有一点刘海，我的额头也是最漂亮的！"她很自豪地指着自己的前额说道。

3. 颞区饱满，有弹性

如果太阳穴饱满、有弹性，那么人会显得年轻、有活力。否则，塌陷的颞区看上去有"衰"的老气。你看那些"逆龄"的女性，不管是近照还是远照，颞区都很饱满、有弹性，跟眉毛的过渡衔接得非常圆滑。这个部位可以用自体脂肪、PRP 或透明质酸来处理，效果很好。

4. 眶周年轻化处理

上眼皮的松弛可以通过很多方法来矫正，下眼袋也

> 脂肪抽吸：通过皮肤小切口将抽脂针插入皮下脂肪层，利用负压的吸力，将人体局部堆积的皮下脂肪去除，以达到减肥及改善体型的目的。
>
> 自体脂肪移植：吸出自身腰、腹、大腿等部位的多余脂肪，进行离心、提纯、净化处理后，选择完整的脂肪细胞颗粒，在自身所需部位进行填充。
>
> PRP：富血小板血浆，是自体全血经离心后得到的血小板浓缩物。PRP中含有大量生长因子及各种修复、促生长成分，具有较好的修复作用及诱导组织再生的作用。

可以处理。眼睛是心灵的窗户，但有眼袋会显得人没精神，化妆也很难遮掩。至于眼周的皱纹，动态皱纹可以通过注射肉毒毒素来处理，静态皱纹可以通过注射胶原蛋白或透明质酸来抚平。定期做射频紧肤来刺激胶原蛋白新生，也不失为一个好办法。这些治疗后可以明显见到眼部肌肤改善，小皱纹消失。

5. 鼻唇沟不可太深

这个年纪的女人如果鼻唇沟深陷，会显老。处理鼻唇沟的方法有很多种。**透明质酸注射**是简单有效的方法，效果自然且持久。

6. 唇部丰满而有弹性

千万别忽略了嘴唇。唇纹太深、唇形凹陷萎缩会显老！但圆润、光滑、湿润的嘴唇是我们小时候的样子，再好的唇彩也只能暂时改善成年的现状。现在的自体脂肪移植、PRP、透明质酸注射都可以立刻改善唇型，重现"嘟嘟嘴"。

7. 没有双下巴

双下巴显得臃肿不紧致，尤其在低头和显示侧面时，显得脸型没有曲线。抽吸掉双下巴里的脂肪，可以立竿见影，简单有效。

8. 皮肤紧致、光滑、白皙

在这个年纪，我们难免会有皮肤发黄、长斑、毛细血管扩张、毛孔粗大的迹象。现在的各种激光的不同波长可以解决不同的问题，可以尝试。好皮肤真的是坚持护理的结果，没有什么治疗能一劳永逸。

9. 颈纹不见了

头一年此时，这位女演员还有很深的颈纹，现在却没有了！可以使用射频紧肤，还可以选择嗨体注射，效果更明显，配合颈部水光注射来打造天鹅颈，效果立竿见影。

10. 手部圆润，有弹性

别忘了，手是女人的第二张脸。若手部皮肤干枯，没有弹性，那么要加强平日保养了。晚上，自己可以做手部护理，敷手膜。透明质酸注射和手部水光注射也可以改善手型、重塑手部质地。

甩掉眼袋

十多年来一直是冻龄"少女脸"，她是如何做到的？

美女＝数学＋
化学＋文学

十多年前，她是风靡亚洲的"野蛮女友"；如今，结婚生子的她是电视荧屏里的"美人鱼"。同龄的女演员不少已人老珠黄或整容成"包子脸"。但她修长的身材、无懈可击的少女脸，让许多人惊叹岁月没有在她的脸上留下痕迹，而是让她的皮肤依然处在水嫩无比的少女时代。

有太多朋友问我这个问题，毕竟是35岁当妈的人了，怎么这么有少女感呢？

1. 五官清晰，眼神干净，面部线条紧致上提

注意，很多有冻龄少女感的眼睛是开扇形双眼皮，内眼角没有全部打开，外眼角没有做所谓的"下至"，但是清晰地暴露了睫毛根，眼皮非常紧致，眼球黑白分明，有少女的

那种懵懂，还有女人的一丝妩媚。这就是我经常提到的：双眼皮手术的重点不是越宽越好，而是重在上述内容，重在眼神的塑造！

不由分说
爱上这世界

有些人的双眼皮太宽大，内外眼角也开得太大了，白眼球露得太多，哪里有什么眼神？根本就无神！

而下眼睑没有眼袋，没有眶沟，没有黑眼圈，卧蚕似有若无，恰到好处，感觉特别清纯，总有笑意。至于鼻子，高度适中，山根处甚至有所塌陷，鼻头小巧可爱，很有少女的俏皮劲儿。再看看下巴，圆润可爱。

整形美容医生一定要有高度的审美，才能恰到好处地规划你的脸！

2. 皮肤白里透红，毛孔细致均匀，没有痘坑、痘印

这是非常重要的一点。现在的高清镜头会让你皮肤的任何问题都暴露无遗，尤其粗大的毛孔、痘坑和痘印，是无法

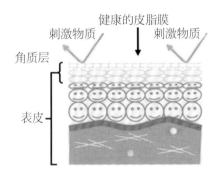

隐藏的。好皮肤当然需要先天条件，不过后天的科学护肤也很重要。

无论是激光洗脸还是水光嫩肤，无论是日常护肤还是深层护理，无论是18岁还是35岁，只要有条件就尽早关注自己的皮肤，要知道皮肤也是有"胃口"的。随着年龄的增加，新陈代谢就会减慢，代谢废物就会沉积，皮肤的吸收能力自然下降，皮肤的"胃口"变差。这时，你给它再贵的护肤品也没有用，因为它根本就不吸收！

3. 身材苗条紧致，不臃肿

年龄越大，身材的苗条紧致越重要。当同龄人身体臃肿下垂时，而你还是轻盈苗条，这就是第一眼的年轻态！现代人以车代步，运动量减少，肥胖臃肿者众多。请关注自己的身材，控制体脂含量，增加肌肉的比例。对于很多无法减掉的脂肪堆积部位，可以选择**水动力吸脂系统**。将大腿、侧腰、腹部、胳膊等部位吸出的自体脂肪，经纯化处理后，移植到塌陷的面部、胸部、臀部……这是一举多得的好事，该手术很受欢迎。同时，还可以使用**薇拉（Velashape）**辅助来做全身各个部位的收紧塑形，以减围度！

> 水动力吸脂系统：采用螺旋式水刀，通过加压水流精确作用于目标组织，有选择性地分离、获取脂肪细胞。运用水动力吸脂技术，在不会对血管和神经造成任何损伤的同时，获取大量完整的脂肪细胞。
>
> 薇拉（Velashape）：美国食品药品监督管理局批准的首个塑体瘦身"神器"。

下巴的巨变

下巴的巨变

很多人来找我咨询时，关注点集中在眼周、皱纹、鼻唇沟等这些上半面部的部位，而很少有人关注下半面部。

由于面部解剖结构的特点，下半面部衰老主要体现在皮肤松弛下垂、下巴轮廓模糊。下半面部衰老的重要标志是有双下巴的出现及下颌缘的曲线不清，尤其在合影时，你会发现人在失去清晰轮廓后是很显老的。

双下巴的形成原因有很多，对症下药才是关键。

1. 先天骨性结构缺陷

先天骨性结构缺陷是发育的问题，它在亚洲女性中的发病率很高。下颌骨发育前突不够，牙齿咬合不齐，都会导致下颌后缩或前突。解决方法有4种，即截骨前移手术、口内切口假体植入手术、自体脂肪移植充填手术、玻尿酸注射丰下颌术。如何选择？可以根据下巴的后缩程度和能接受的方法，来进行综合考虑。下颌后缩的人出现双下巴的时间更早、程度更重，一定要尽早解决。

2. 先天软组织结构缺陷

先天软组织结构缺陷也是遗传的问题。在双下巴部位有着重要的腺体——**下颌下腺**和**舌下腺**，还有很多重要的**淋巴结**。低头时，有的人可以清楚地摸到有硬硬的感觉。这样的人不仅会更早出现双下巴，而且没有特殊的解决办法。

3. 脂肪堆积

脂肪堆积可不是胖人才会有的。有的人不胖，照样有脂肪堆积。这种情况，可以通过自体脂肪抽吸来解决：在身体隐蔽部位做出一个针孔，用特殊的**抽吸针**将多余的脂肪抽

> **下颌下腺**：位于下颌骨下缘及二腹肌前、后腹所围成的下颌下三角内，被颈深筋膜的浅层包绕，其导管自腺内侧面发出，沿口底黏膜深面前行，开口于舌下阜。
>
> **舌下腺**：位于舌头下表面，主要分泌唾液，是消化系统的腺体之一。
>
> **淋巴结**：是人体重要的免疫器官。正常人的浅表淋巴结很小，直径多在0.5cm以内，表面光滑、柔软，与周围组织无粘连，亦无压痛。
>
> **抽吸针**：抽吸脂肪所用的器具。
>
> **超声刀**：以超声波为能量源。利用其穿透性和可聚焦性，将超声波发出的超声能量聚焦于人体SMAS层，在SMAS层内形成一个声强较高的区域——焦域，可深入皮下3.0~4.5mm，使SMAS组织

出来。当然，手技和器械至关重要！

4. 组织松弛

组织松弛可以通过**超声刀**、射频、**提拉线**等各种方法来解决。哪种好呢？因人而异。不同体质的人对不同方法的敏感度不一。专业的整形美容医生可以根据自己丰富的临床经验进行分析，为你选择合适的方法。

5. 颈阔肌松弛

颈阔肌的解剖位置非常特殊，紧贴下半面部的皮肤，很容易形成欧美人常见的**纵形皱褶条索**。这是肉毒毒素的适应证。深深的颈纹与光滑的脸形成一个鲜明反差。颈横纹与先天结构有很大的关系，可以通过注射**嗨体**来解决。

女生的容貌

温度在0.5～1.0s达到65℃以上，致使SMAS组织内的胶原蛋白重组而又不损伤焦域外的正常组织，从而达到筋膜提升的效果。

提拉线：采取植入可吸收的线材的方式对肌肤进行提拉。

颈阔肌：位于颈部浅筋膜中，为一皮肌，薄而宽阔，起自胸大肌和三角肌表面的深筋膜，向上止于口角。

纵形皱褶条索：颈部纵行皱纹。

嗨体：采用真皮层细胞赋活疗法，是首款经CFDA许可、含有多种皮肤营养成分的美容产品，能有效增加胶原蛋白含量，让肌肤焕发能量，提高肤色，缩小毛孔，抚平细纹。

水光注射：采用特殊机器，将较小分子的透明质酸注射进皮肤真皮层，刺激皮肤产生新的胶原蛋白，增强皮肤的锁水能力。

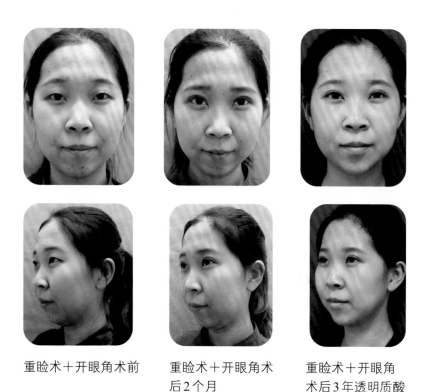

重睑术＋开眼角术前　　重睑术＋开眼角术　　重睑术＋开眼角
　　　　　　　　　　　后2个月　　　　　　术后3年透明质酸
　　　　　　　　　　　　　　　　　　　　　注射隆下颌一周

6. 皮肤老化

皮肤老化是岁月带给我们的"礼物"，可以通过**水光注射**来有效缓解。

上述是根据整形美容理论和整形美容医生临床经验给出的分析。我给大家的建议是，适度运动，比如瑜伽、舞蹈都能很大限度地改善体态，塑造昂首挺胸的天鹅颈，给你的气质和颜值加分。

"皮肤癌"引发的恐慌

点痣为什么
会留疤

　　我在出专家门诊时，总会有来咨询皮肤癌的患者，年轻的或年老的，都一定要我好好看看他们脸上、身上的各种痣，询问这些痣已经在癌变，或者是否有癌变的可能。这真是一个不变的话题，因为人们身上或多或少会有几颗痣，平日里忙忙碌碌的，也不太注意。这些不痛不痒的痣，不知道哪些会在哪天恶变了，你说这有多可怕呢？

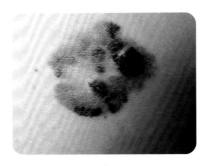

皮肤癌

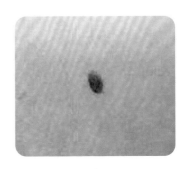

痣

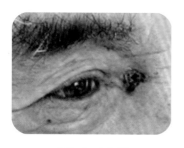 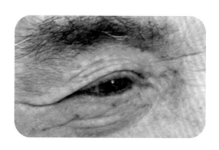

皮肤癌手术前　　　　　　　　手术切除＋植皮后半年

在临床工作中，经常需要对**痣**与皮肤癌进行鉴别诊断。因为找到整形美容医生的患者大部分有长在外露部位尤其面部的痣，希望祛除这些痣以防恶变。另外，无论痣的大小如何，他们都不希望祛痣后留下明显的瘢痕。祛痣无痕，是最高境界了。

首先要判断这些痣是否有恶变，或是否有恶变的可能。让我们分析一下某位知名演员的病史：其早先被人发现头皮上有黑痣；3年后，发现黑痣变大了，听从建议找医生会诊；结果疑诊为皮肤癌，于是直接安排入院手术。手术过程未见详细报道和描述，但是一定做了**术中冰冻病理**，冰冻病理结果是良性的，用五针直接缝合。这证明黑痣的面积不大，在疑诊为皮肤癌的情况下进行手术，切除范围会有所扩大，而且切除的

> 术中冰冻病理：在手术过程中取下组织，送到病理科进行快速诊断，初步鉴别良恶性。但最终的病理结果应以石蜡切片诊断为主，整个过程的持续时间大约为20分钟。

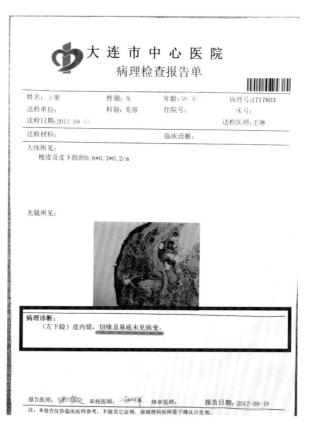

大连市中心医院
病理检查报告单

病理号:1717803

姓名:	性别:女	年龄:	病理号:1717803
送检单位:	科别:美容	住院号:	床号:
送检日期:2017-			送检医师:王琳

送检材料：　　　　　　　　　临床诊断：

大体所见：
　　梭皮及皮下组织0.6*0.3*0.2cm

光镜所见：

病理诊断：
　　（左下睑）皮内痣，切缘及基底未见病变。

报告医师：　　审核医师：　　终审医师：　　报告日期:2017-09-28
注：本报告仅供临床医师参考，不做其它证明，需病理科医师签字确认后生效。

色素痣祛除后病理检查结果

直径应该在2厘米以内。头皮的张力比较大，若切除范围过大，那么直接拉拢缝合会有困难，需要转移皮瓣覆盖创面，那样的话，五针缝合肯定是不够的。

　　这次手术虽然最终没有公布病理结果，但是良性的结果就是万幸。躺在手术床上等待术中冰冻病理结果的过程是令人心焦的。很多患者跟我说，那一刻真是百转千回。

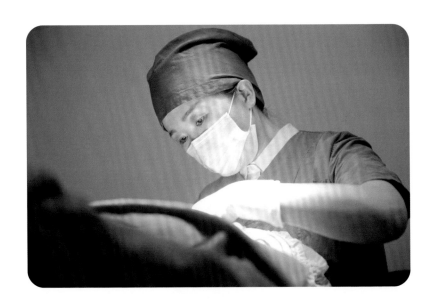

让我们了解一下痣恶变的警示符：ABCDE原则。

● A：形状和色素分布不对称——Asymmetry。

● B：边界不规则——Border。

● C：颜色斑驳，不均匀——Color。

● D：皮损直径大于6毫米——Diameter。

● E：隆起——Elevation。

黑痣恶变，有15％～40％源于各种色素性损害，最常见的就是交界痣和复合痣。因此，要密切关注如下改变。

● 大小的改变：痣突然长大了。

● 外形的改变：突然变得不规则。

● 颜色的改变：变深或者变浅，颜色不均匀了，颜色脱失了或变红了。

● 隆起的改变：突然凸起来了，鼓起来了。

● 表面特征的改变：突然陷下去了。凹陷改变是向深部浸润的一个信号！

● 其他病变：出现溃疡和出血。

● 感觉的改变：从来没有感觉的痣突然出现瘙痒和刺痛感。

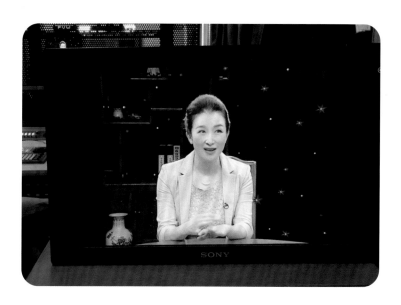

Part 2

衰老是由基因决定的，
怎么破？

基因决定你像谁，
更决定你的衰老密码

女生18岁就出现的"衰老第一标志"在这里

　　在我做科普讲座时，这个题目引发现场无数唏嘘。强大的基因遗传，让我们再次体会到生命的可贵、青春的短暂和家人的重要性。

　　人类的基因真是强大，我们在生活中不难发现在相似年纪的亲属之间，容貌有很多的相似之处，基因就是这样负责任地给我们如此相似的传承！

　　国外有一份大样本的资料，研究者选取了一些外表相似、年龄在15～90岁的父母和子女进行研究。结果发现，这些孩子的面部皮肤松弛和皱纹分布"模式"与他们的父母（第一印象外观上相似的那位）基本一致！一是眼周皮肤；二是在子女30岁以后，相似程度更是惊人！有媒体甚至这样写道，从父母的身上可以看到你是如何变老的。

　　我们不但长得像父母，而且还遗传了他们的笑容、皱纹、体型……

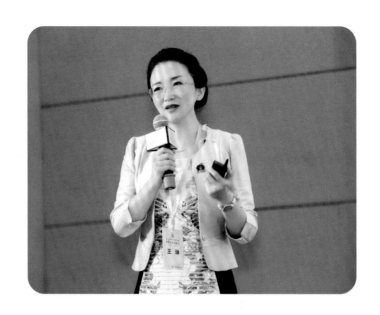

作为整形美容医生，我也想给爱美的诸位一个提醒：当你发现自己被黑眼圈、眼袋、眼皮耷拉、皮肤松弛、皱纹等各种问题困扰时，先别忙着决定做手术还是微整，也别听之任之。回家好好研究一下自己的父母，看看他们这个部位的老化程度是否格外突出，再跟老人家好好聊聊，然后你就可以对号入座了。如果问题出现得比同龄人早，父母也是如此，那就是由基因决定的，早早下手好好保养；如果问题出现的时间跟同龄人差不多，父母也不严重，那么是由你的工作压力、生活习惯、保养不当引起的，可以调整，消除根源。

至于具体怎么做，整形美容医生需要进行面诊分析。

基因决定你像谁,更决定你的衰老密码

抗衰入门：教你如何区别真假性皱纹

皱纹问题
帮你解决

天热时，我们会有更多的皮肤露在外面，配合穿搭各种鲜艳的裙子，但是如果肤色暗黄，再配上皱纹纵横交错、深深浅浅，那么美丽就会大打折扣。

我已记不清第一条皱纹是何时出现的，反正我能接受父母给我的小藏双眼皮，但是无法忍受皱纹过早地出现。所以，抗衰老、除皱一直是我研究的重点。关于这个问题，我先教大家关于真假性皱纹的知识吧！

1. 如何鉴别真假性皱纹

选一个阳光明媚的早上，洗净脸，不要用任何化妆品，在脸部仍然保持湿润的时候，迎着阳光对着镜子观察：在脸部肌肤充分放松、不带任何表情的情况下，你脸部的每条皱折就是目前属于你的真性皱纹。然后做一连串喜怒哀乐的表

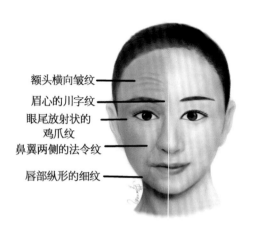

额头横向皱纹
眉心的川字纹
眼尾放射状的
鸡爪纹
鼻翼两侧的法令纹
唇部纵形的细纹

情，在你面无表情时看不到，而在微笑生气时却发现嘴角、眼睛下方及一旁的细小的皱纹，就是所谓的表情纹，它们是假性皱纹中最常见的一种。如果你继续粗心大意，那么它们便会逐渐加深、加重，成为真性皱纹。

2. 如何对待假性皱纹

这是一个百花齐放的时代，你可以通过不同渠道得到各种祛皱抗衰的护肤保养品。"化妆品是装在罐子里的希望！"我们期待各种神奇的有效成分能够去除皱纹，使我们永葆青春。千万不要放弃这种执着的追求。因为对于假性皱纹来说，有针对性的护肤品可以有效延缓其转变为真性皱纹的进程。事先预防并设法减淡假性皱纹，才不会在出现真性皱纹时悔之莫及！

概括地讲，假性皱纹泛指所有不稳定的皱纹。我们在做

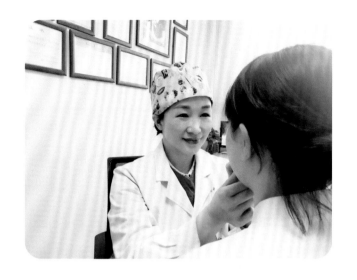

面部表情时，眼部、嘴角周围通常会产生又细又短的皱纹；而当面部肌肉放松时，这些皱纹又会消失。此类皱纹主要是由光老化、习惯性表情动作、肌肤干燥缺水、睡眠不足等引起的。

眉间纹分三种
你属于哪一种？

任何表情做得多了都可能形成表情纹，其中最具有代表性的表情纹有以下几种。如果你习惯性地做这些表情而不自知，长此以往，表情纹就会"弄假成真"。想要抚平假性皱纹，首先要努力改掉这些坏习惯。

压力大或思考时皱眉——**眉心的"川"字纹和鼻根部的横纹。**

习惯性眯起眼睛来看东西——**内外眼角横向细纹。**

经常开怀大笑——**眼尾放射状的鸡爪纹。**

喜欢抬眉或瞪大眼睛——**额头横向皱纹**。

经常忧伤或者撇嘴——**鼻嘴两侧的法令纹**。

经常吸烟或者嘟嘴——**唇部纵形细纹**。

对于即将定格的假性皱纹，抚平的方法主要是增加皮肤的胶原蛋白含量和水分含量，从而保持肌肤的弹性。可以通过口服胶原蛋白，外用保湿性强的护肤品，定期使用面膜和到美容机构做皮肤深层护理等方法来对抗。另外，增加有氧锻炼，不要过分快速减肥也是很重要的。

要改掉习惯性动作是非常困难的事情，上述方法的效果也是微乎其微的。对抗假性皱纹较有效的方法有注射肉毒毒素，针对性地进行有效注射可以使表情纹消失，但代价是表情会有短暂的僵硬期。有规律地注射，可以有效延缓这些表情纹的再次出现。

> **强脉冲光嫩肤**：主要是利用特定宽光谱的强脉冲光，作用于皮肤中的黑色素、血红蛋白，并将光热效应转化为热量，从而达到去除色素、红血丝等的效果，同时激活真皮中成纤维细胞等各种基质细胞产生新生的胶原蛋白、弹性蛋白以及各种细胞间基质，并发生组织重构，从根本上解决肌肤的多种瑕疵问题，使肌肤从而变得更加白嫩、细滑、有光泽。

还可以定期做**强脉冲光嫩肤**和水光注射，刺激和活化深层胶原，有效改善假性皱纹。若皮肤嫩白，充满弹性，那么假性皱纹就若隐若现了。

3. 有了真性皱纹，怎么办

然而，无论我们怎么努力，真性皱纹最终也还是会来的。新陈代谢减慢，皮脂腺和汗腺功能衰退，支撑皮肤表面的内部纤维储备逐渐耗竭，使皮肤内部向外的张力不断减少，于是形成了这些深刻的皱纹。抬头纹、鱼尾纹、法令纹固定形成，并随着

> 注射真皮填充剂：注射胶原蛋白或透明质酸类物质。

肌肤变松弛，皱纹逐渐加深，特别在皮肤更薄、纤维储备更少的眼周区域更容易出现。

对此，你可以选择**注射真皮填充剂**（如胶原蛋白、透明质酸）来抚平皱纹和填充塌陷。这些材料可以被人体吸收，但是有一定的过敏概率，需要慎重对待，注射技巧也非常重要。一定要选择适合自己的注射材料，并由有经验的医生有技巧地进行注射。

你也可以选择自体脂肪移植，这个手术最近很受欢迎。

你还可以选择手术治疗，通过提升悬吊，可以有效地去除松弛，延缓衰老。其缺点是恢复期长，有切口。

鼻部三种皱纹的形成原因处理方法

女人都对眉毛做了些什么？

毛发专诊室

洗脸后，发现眉毛有些乱，就开始用眉刀认真修整。儿子在一旁说了一句："妈妈，你可真勇敢，拿刀刮眉毛啊！"我不禁乐了，如果说有最简单的整容方法，那就是好好修一下你的眉毛，让你焕然一新。不信？看看戏剧人物的眉毛造型吧。

在我们的脸上，眉毛是眼的框架，就像画框和画面的关系，一幅好画需要合适的框架衬托才能熠熠生辉；端正对称、浓淡适中的双眉，对于双眸来说，就像绿叶之于牡丹，衬托得双眼更加明媚迷人，让整个面部轮廓清晰、美丽。

于是，修眉就成了女人要做的功课。学化妆的第一步就是修眉和画眉，偏偏眉毛长得快，隔三岔五就得修整。嫌麻烦，是吗？别怕，方法自然有。美容院里文眉、刺眉、绣眉等各种仿真眉，可以换着花样轮番登场，就是给这些想一劳永逸的人准备的。

但是，在 20 岁时，弯弯蛾眉文在一张洋溢青春的脸上真好看；可到了 40 岁，就会显得有些奇怪；到 50 岁时，简直就是搞笑版了！几乎所有文过眉毛的人都会在年老时后悔。因为在衰老时，外侧眉毛都会下垂，眉毛与眼睛

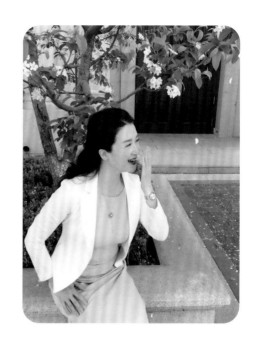

之间的距离都会缩小。怎么办？用激光来洗掉！可是，大部分美容机构是用简易的电离子烧灼法洗眉的，经常会留下深深的瘢痕。于是，切眉提眉术应运而生，风靡大江南北。把不合时宜的眉毛、难看的文眉颜色、洗眉留下的瘢痕统统弄掉，然后再重新文上一对新眉毛。

很多女性乐此不疲。一位 36 岁的爱美妇女来我的诊室时，看上去怪怪的。她已经切过 4 次眉毛了，只剩下眉头处很可怜的三四根眉毛，还一直错误地认为，切眉可以让自己的眼皮绷紧，看起来年轻。可是，如果眉毛和眼睛之间的距离过大，

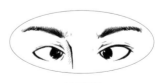

斗鸡眼

看起来就会像"斗鸡眼"，显出非常凶的样子，完全失去了女性的柔美可爱。

每次给患者做这个手术的时候，我都要反复斟酌。因为眉毛是我们的一个重要器官。下雨时，眉毛会阻挡雨水，保护眼睛。这一根根眉毛在我们的脸上是立体的。即使美容院文得再逼真，换个半永久的，那也只是一个平面，不可能有真正的毛发（当然，自体毛发移植除外，但这是个很复杂的手术，能接受的人少之又少）。

如果患者自身的眉毛是非常浓密修长的，那么一定要劝其尽量保留眉毛。不合适的颜色可以通过激光去除，耷拉的眉形可以通过小切口微创手术来悬吊；除非是多次折腾，眉毛已经所剩无几，或者瘢痕明显，那就只能在眉毛处开刀，做提眉手术了！尽最大努力留下能"说话"的眉毛吧。我们脸上的表情太丰富、太微妙了，有时候难以辨认，眉毛把它们放大，变得明朗生动。

"妆罢低声问夫婿，画眉深浅入时无。"每天画眉是很有女人味的一件事情，怎么舍得把宝贝的眉毛切掉呢？

女人都对眉毛
做了些什么

奔四的女人，想美，可怎么美？

王医生：

你好！首先要感谢王医生在百忙中能够回复我。

我是来自青海的爱美奔四女，知道你很忙，但还是按捺不住在每天看完你的博客后产生的想要让你把我变美的心情。为了能给你留言，我还申请了新浪博客。

……

独立、专业、阳光、美丽的你总是不时地提醒着我自己偶尔的忧郁，你在我心里都近乎完美啦，都是奔四女，差距咋那么大呢？

我呢，其实挺自卑的，高原的紫外线在我又大又方的脸庞上留下了高原红和斑点，我的鼻子扁平，眼皮在 7 年前做了双眼皮成形术，现在有耷拉下垂的现象，眼袋也随着年龄的增加而倔强地凸出来了，每天不擦粉底都没信心

面部年轻化

出门……7年前的双眼皮成形术是在我们当地做的，仔细看的话还是能看出两只眼睛是一大一小的，所以我实在不敢再去那里做了。

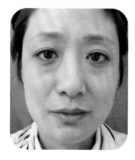 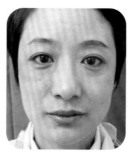 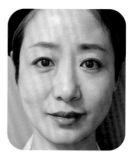

面部年轻化治疗前　　　第一次面部年轻化　　　面部年轻化序列
　　　　　　　　　　　　治疗后5天　　　　　　治疗后5年

我想请教王医生的是，如果请你给我做上眼睑提拉术（或别的能让眼睑别耷拉的方法）、隆鼻、祛眼袋，当然可能的话还有祛红血丝、祛斑，不知这些能否同时进行，或者能否在两星期内完成？不知道能不能有幸排到你的专家号？这样的话，基本上到我上班时就看不到瘀青了，非常感谢！添麻烦了！

……

7年前做手术前的照片找不到了，基本跟你的博客里那些单眼皮女子的眼睛是一样的——小、没精神，只好把现在的照片给你发过去。这些照片是刚刚用手机拍的，而且是在擦了粉底后拍的，没化妆前高原红比现在要明显些。眼睛没化妆，轻闭双眼后能明显看出手术痕迹。

爱美的奔四女

对这位读者来信中提到的问题综合分析之后，意见如下。

1. 眼袋明显松弛，眶沟深陷，右侧尤为严重

可以通过**下睑成形术**去除多余的眶脂肪，用余下的组织抚平眶沟，提拉眼轮匝肌瓣，重新固定到眼轮匝肌的外缘，去除多余的下睑皮肤。做卧蚕，会使皮肤紧致很多，使人看上去温柔很多。

年轻10岁
不是梦

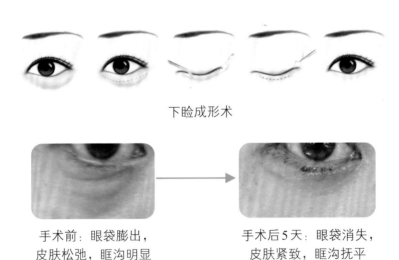

下睑成形术

手术前：眼袋膨出，
皮肤松弛，眶沟明显

手术后5天：眼袋消失，
皮肤紧致，眶沟抚平

2. 上睑皮肤松弛，左侧尤为严重

可以通过**上睑成形术**重新设计双眼皮的形态，调整到对称，去除多余的松弛的

上睑成形术：是重睑术的一种，多指包含去除多余皮肤的术式。

上睑皮肤，提拉上眼皮。

3. 鼻梁略低

由于没有侧面照片，所以很难判断鼻梁的低平程度，但是如果这位读者喜欢，可以在拍过鼻部 X 线片之后，再具体确定相对适合的**隆鼻**手术方案。

4. 皮肤松弛、下垂

可以看到**鼻唇沟、眶颧沟、木偶纹**。这些沟沟坎坎的存在，使面部显得不够紧致、不够饱满。所以，可以做注射微整、**提拉线（线雕）**紧致，把这些松弛塌陷的部位提拉抚平，会使轮廓显得更清晰，人就会显得年轻多了。

> **隆鼻**：指利用自体软骨移入、自体脂肪移入、假体移入、软组织填充剂注射等方法使鼻形抬高的术式。
>
> **提拉线（线雕）**：提拉线的历史可以追溯到60年前的欧洲。目前可以找到的最早文献报道是在1964年，一位巴西医生描述了倒刺形的线提拉组织的原理。在历经各种不可吸收的线材造成的各种并发症后，目前国际上比较认可的是各种可吸收的提拉线。提拉线根据粗细型号和构造，一般能够在6～24个月逐渐被人体分解成水和二氧化碳等代谢产物。

5. 色斑较多，毛细血管扩张

对于色斑，可以选择适当的激光来做治疗。具体选择哪种激光，都需要面诊，在具体分析斑点的性质后再做决定。

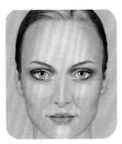
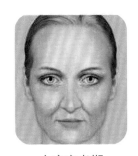
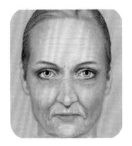

轻度衰老期　　　　　中度衰老期　　　　　重度衰老期

毛细血管扩张（就是通常所说的红血丝），可以通过激光来治疗。因为青海是高原地区，所以需要好好设计方案，来了解如何防止复发的问题。

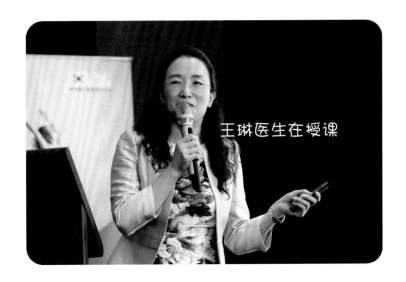

王琳医生在授课

大眼美女的前世今生

对于医生来说，手术做得越多，体会自然就会越多。而且有意思的是，相似的患者会主动凑到一起。这不，连着好几台手术都是给40岁左右的白领女性修整上下眼皮。她们都有一双大眼睛，倒退20年，一定是大眼睛双眼皮的美女。想象一下银屏上那些大眼睛的美女们，年轻时光彩照人，C位，女一号，风光无限！可是，随着岁月流逝，她们的皮肤松弛了，曾经明媚的大双眼皮耷拉下来了，变成松松垮垮的好几层褶。"哎呀，没有一层管用的！"反而，在睁眼时，显得无精打采；在闭眼时，又是一堆松垂的褶皱。连眼影都不敢涂，因为涂眼影会让纵横交错的皱褶看起来更深。由于眼窝大而深陷，所以一般会有黑黑的眼圈、大大的眼袋以及塌陷的眶沟。"远看就像大熊猫！"更别提紧致了，哪里还有当年的风采？

什么样的
眼睛适合你

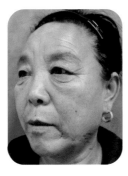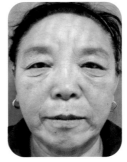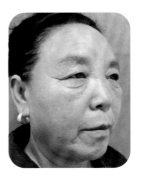

面部脂肪填充术＋上睑成形术＋下睑成形术＋肉毒毒素治疗前

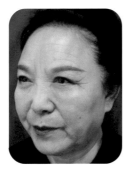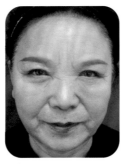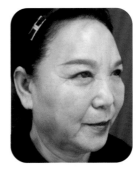

面部脂肪填充术＋上睑成形术＋下睑成形术＋肉毒毒素治疗后180天

其实，即使经历过岁月，这些大眼美女们也依然有着当年的风采。与同年龄段的人相比，她们也依然风韵犹存。她们纷纷跟我感慨："原先觉得自己比眼睛小的人有优势，可现在就不行了，我怎么老得比他们快呢？而且她们的小眼睛也不耷拉，也没有那么多褶子，反而显得那么精神。"

看她们说到这里，我总是笑眯眯地说："大姐，这前40年，您都风光无限、美丽动人了；那后面的岁月也得让我们小眼睛的人占点便宜吧！"

　　这个年龄段的女性正是事业和家庭的中流砥柱，所以微创和恢复时间短自然成了最主要的要求。如果不是皮肤松弛到无法挽回的程度，我还是会选择微创手术，将松弛的多层褶绷紧变成一层，将内宽外窄的眼型调整为外侧抬高的美丽扇形，吸出多余的脂肪。手术只要3天就可以拆线了，痕迹非常不明显。因此，我往往周五最忙，手术最多，因为她们周五来做手术，等到下周一早晨来拆线就可以去上班了！

　　一周前来的大眼美女就是看自己四五层的双眼皮不顺眼，来做了上眼皮手术。没想到微创手术恢复如此之快，连家里人都催她："赶紧把下眼袋也收拾了吧，这上眼皮紧致了，下眼袋显得更耷拉了！"今天，她又来做下眼睑的眶沟抚平、绷紧上提和卧蚕再造术，按照她的话讲，"这上眼皮以前毛病最多，怎么收拾好了之后，越看下眼袋越不配套呢？"也是，谁让她是走向衰老的大眼美女呢？

《都挺好》苏大强的
眼袋怎么去除？

死要面子活受罪——倒睫的痛苦

这是一位男士。他事业有成，经辗转介绍来找我做整容手术。在手术台上，他感慨："我这真是死要面子活受罪。早知道这么轻松、愉快，何必忍这么久？"

术后，他专门给我发来了自己的心情故事。跟大家分享这个故事。

当大家看到这篇文章的标题时，可能误以为我做了后悔的事情，其实是因为我前段时间做了一个睫毛倒睫矫治手术，手术后在家休息了几天。家人曾对我说："为了'臭美'，你是死要面子活受罪！"事实上，我要把自己经历的过程告诉大家：我最初的想法才是"死要面子活受罪"。

长期以来，眼部倒睫问题一直困扰着我。扎进眼睛的睫毛时常让我流泪，有时禁不住用

男士的
面子问题

手搓眼，还经常引起眼部炎症。

我了解到解除我痛苦的方法是做睫毛倒睫矫治手术，即通过做一个类似割双眼皮的眼部手术，改变睫毛生长的方向。这样上翘的睫毛就不会向眼睛里面倾倒，从而避免睫毛扎眼。

但是考虑到"男人的面子"，如果让别人知道自己做了"整形美容"手术，那多尴尬！在我看来，单眼皮看起来比较纯朴，更有男人味。因此，这种"要面子"的心理让我在很长时间里要忍受倒睫的痛苦。

恰巧，我一位朋友一年多前在整形美容科的王琳主任那里做了双眼皮手术。我亲眼见证了朋友在王琳主任专业技术下的完美改变。我朋友恢复得很快，双眼皮的效果非常自然，这让我心动。如果效果真的那么好，那为何自己不能试一试呢？

在这位朋友的引荐下，我找王琳主任咨询。我对王琳主任说，我做眼皮手术的目的是"治病"，不是为了"美"。所以，我做这项手术最大的要求就是自然。第一，一定要保留原来的单眼皮；第二，一定不能让周围人看出来；第三，从根本上解除倒睫的痛苦；第四，手术时还不能太痛苦。因为我不可能向每个人去解释割眼皮手术的初衷。

经过两次当面咨询与沟通，王琳主任针对我的情况，最终为我设计了一套手术方案。在这一过程中，王琳主任的专业知识和对患者心理的充分理解深深地打动了我。她详细解释了每种方法的优缺点，明确交代手术所能达到的效果，既不夸张，也做到了胸有成竹。最后，在王琳主任和朋友的鼓励下，我终于克服心理障碍，趁连休3天的节日假期，走进了手术室……

说实在的，我自己对手术还是有些恐惧的，毕竟是在自己的眼睛上动刀。但事实上，手术的痛苦还是可以接受的。打了麻药后，没有那么疼。想到自己在术后就不必经常忍受痛苦了，受点小罪还是值得的。

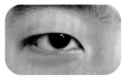
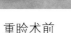
重睑术前

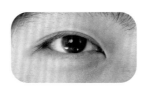
重睑术后3年睁眼

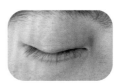
重睑术后3年闭眼

手术后，趁着假期，我在家休息了三四天，去医院拆了线，然后就去上班了。虽然仍有些瘀血（持续时间约为10天），但由于我平时戴眼镜，多少也可以掩饰一下手术的痕迹。所以，我的同事、朋友几乎都没有发现我的变化，避免了我的尴尬。

现在，我的倒睫问题得到了解决，痛苦也解除了，同时解除了我的心理顾虑，避免了我的尴尬。我想，早知道现在的技术这么高超，我也不必"死要面子活受罪"了！

我讨厌的不是现在的生活是以现在这个样子生活的自己

眼袋和卧蚕
为什么是两码事儿？

睡周年轻化
太重要了

最近有好几位朋友向我咨询关于眼袋的问题。其中，第一位确实是有眼袋，我给这位做了**下眼睑成形术**。术后，这位朋友非常满意。第二位是**眼轮匝肌肥厚合并皮肤松弛，动态纹较多**，在注射了肉毒毒素和玻尿酸之后，也满意而归。第三位是**泪沟深陷合并太阳穴、鼻唇沟多处塌陷**，在进行自体脂肪再生细胞移植后，整个人焕然一新。

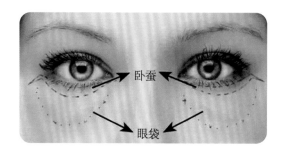

然后，问题来了。到底哪种是眼袋，哪种是卧蚕，哪种是泪沟？在这里给大家做个基本概念的普及。

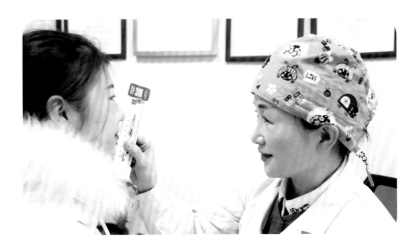

　　眼袋、卧蚕、泪沟同样位于**下眼睑**、**面中部**，都有一定的突出，但卧蚕就十分讨喜，而眼袋和泪沟却非常令人讨厌。

　　卧蚕是指从睫毛根开始，突起范围为 0.3～0.5 厘米，就像眼睛下面躺了一条可爱的蚕宝宝，让眼睛看起来充满笑意。请注意：如果突起的范围和程度很大，甚至超过 1 厘米，那就不是充满笑意的卧蚕，而是**肥厚过度的眼轮匝肌**，是眼袋的一种类型！如果突起的位置远离睫毛，那也不能叫卧蚕，那叫**松弛下垂的眼轮匝肌**，随之而来的是深深的很多条皱纹，是眼袋的一部分。

眼袋卧蚕

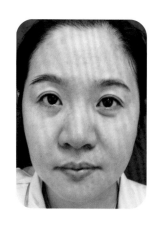 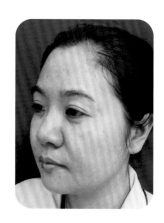

面部年轻化综合治疗前

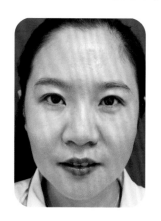 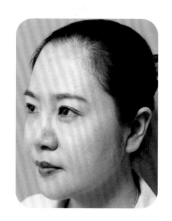

面部年轻化综合治疗术后 1 周

　　眼袋是指从睫毛下方开始，直到眼眶下方的突起部位，是眼窝处的一大块向外突起的"袋子"，低头向下看时更明显。眼袋常常伴随着微血管压迫、淋巴循环不良等问题，黑眼圈和泪沟深陷一般结伴而来，让人看起来特别疲惫，没精神。眼袋绝不是 40 岁以后才有的。在我接诊的年轻患者中，有眼袋者大有人在！才20多岁的人就有大眼袋、黑眼圈、深泪沟，就会显得满脸的沧桑和疲倦。有的是有先天遗传，但更多的是生物钟紊乱、日夜颠倒造成的。有几个人睡足8小时的？有几个人在23:00前入睡的？

关于眼袋和卧蚕的形成原因、分型和治疗方法，我跟大家强调以下三点。

● 眼袋和卧蚕是两码事儿，前文已有解释。

● 卧蚕绝对不是越大越好，若注射过量的外来材料，会形成非常可怕的透明条状物，无论是在无表情时还是笑起来时，都高耸在下眼睑，非常突兀，令人毛骨悚然。

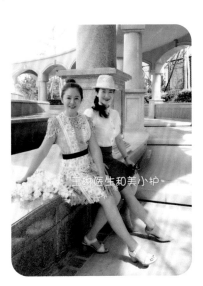

● 去眼袋手术，需要再造卧蚕。这不是通过注射异物来实现的，而是通过手术技巧，用自己松弛下垂的眼轮匝肌再造的，绝非易事。

Part 3

当下流行的整容秘籍

"纳米双眼皮"是什么?

"上睑下垂"得治

朋友圈被"纳米双眼皮"刷屏了,有人在视频直播此"高科技"的神奇,号称"纳米双眼皮"具有无创、无痕、无恢复期、双眼皮成形效果好、永久不脱落等特点,更是一些"半永久"店和"美妆"店的主打项目,价格不菲,包装唯美,而且广招学员,学员可以是零起点的!

针对此现象,媒体记者来采访我了。

/记者问:整容业界目前最火爆的"纳米双眼皮"是怎么回事?/

所谓的"纳米双眼皮",指的是用纳米缝线做双眼皮,采用的技术就是最传统、最古老的埋线法重睑术。该术式在1896年就有了第一篇学术报道,是国外的一位医生做的,也是我们整形美容医生的入门级手术。

/记者问：有点夸张，纳米有很高的科技含量吗？/

这是百度给出的解释：纳米是一个长度单位，1 纳米等于 10^{-9} 米，20 纳米相当于 1 根头发丝的三千分之一。举个例子来说，假设一根头发的直径是 0.05 毫米，把它径向平均剖成 5 万根，每根的厚度大约就是 1 纳米。也就是说，1 纳米就是 0.000001 毫米。自 20 世纪 90 年代起，各国科学家纷纷投入一场"纳米战"：在 0.10～100 纳米尺度的空间内，研究电子、原子和分子的运动规律和特性。

/记者问：既然纳米缝线是这么微小的缝线，那一定是微创技术，所以无痕、无恢复期了吧？/

恰恰相反，在做埋线法重睑术的时候，其技术要点就是通过缝合的方式，把缝线固定至皮肤和睑板之间，这个线一定要有力度，因为 **睑板** 很厚、很硬。只有缝线有力度，才能使上眼睑的皮肤和睑板发生粘连，从而形成双眼皮的重睑线。从常规上来说，我们用 5-0/6-0 缝线。显微缝线是用于吻合血管、神经组织的，明显不适合用于睑板这样致密组织的固定。

> 睑板：用手翻眼皮的时候遇到的那个厚厚的组织，也是睫毛根附着的部位。

/记者问：那我的理解就是这个线是用纳米技术做的，所以高科技就是厉害……/

其实这个一点都不新鲜。20 年前，家乡有个自称超级厉

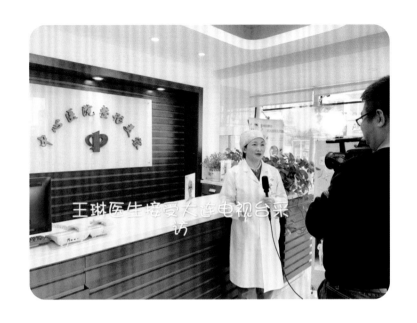

王琳医生接受大连电视台采访

害的手术医生，他说自己发明了"高分子双眼皮"，红极一时。后来，大家才恍然大悟，他用的是钓鱼用的尼龙线。这种线很硬，很有力量。可是，他解释："尼龙是属于高分子化纤的！"想想真是可笑，这就是无良美容机构的一贯伎俩：包装。

/记者问：看来这个真是"穿上马甲"又出来了，那么您对双眼皮的手术方法是怎么看的呢？/

经典双眼皮的手术方法分为三种：埋线法重睑术、微创三点重睑术、切开法重睑术。在此基础上，整容医生基于求美者的眼部个性化条件的不同，手术方法又有各种衍生和变化。例如对于肿眼泡，如果用埋线法，重睑线肯定很快就会脱落；对于上睑下垂，如果用埋线法，也是无效的；对于过于松弛的眼皮，用埋线法也很难有效果；对于有严重内眦赘皮的，不开眼角也无法调整……因此，方法很多，关键看你适合哪一种，这需要考量求美者的需求，以及整形美容医生的技术、经验和审美。

/记者问：明白了，换汤不换药，毕竟我们人类的解剖结构是不随时代变化而变化的。科技再进步，我们生出来啥样还是啥样！/

我们亚洲人种的单眼皮比例为50％左右。双眼皮的形成原理和手术方法是亚裔整形美容医生一直在探讨的问题。永久无痕微创是最终的理想结果。我一直在苦心钻研，想跟求美者说的就是，一定要慎重选择，一旦你做了市场上所谓的那些热点手术，修复起来就是费时间、费钱，而且效果也有很大的差异。

纳米双眼皮

提拉线（线雕）的魔性有多大？

见过我们前台美女的人，都不敢相信她的年龄。1973年出生的她，是年龄最大的员工，也是有一对身高180cm的双胞胎儿子的潮妈，每天跟一群90后的美小护在一起工作，她根本就没有任何压力，这就是微整形——提拉线（线雕）的魔力！

线雕有很多技巧，千万不要拿自己当小白鼠。

1. 如何选择线材，可吸收的线材是否可行

线材的选择是关键，因为线材埋入相对容易，无须开刀。常规使用的线材长度为4～10厘米，且很多还有倒刺，取出时可是需要开刀的！所以目前市场上合规的线材都是可以自行降解、完全可代谢的，合理应用，无须取出。

线雕的魔性
有多大

2. 无菌操作至关重要

线雕是需要在手术室内才能进行的一个项目，绝对不是在普通美容床、酒店房间、工作室或家里就能操作的项目。一旦引起感染，严重的甚至可能有致命的风险。操作时很少植入一根线，一般是植入多线，皮下隧道也很长，因此很容易造成感染。我在门诊中遇到过很多在各种场所进行线雕后感染的案例！

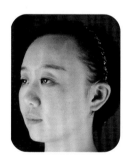 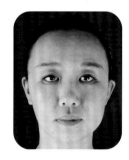 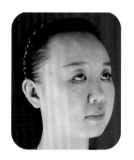

线雕＋透明质酸丰下颌前

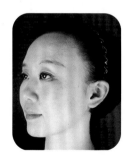 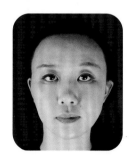 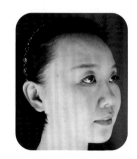

线雕＋透明质酸丰下颌后5天

3. 线材的保质期

线材的保质期非常短，一般为3个月左右。而且线材对冷链运输有严格要求，否则植入是无效的！过期的线材植入再多也只是增加了变成大脸的可能性，不会起到提拉的作用。

4. 损伤血管神经

一些被称为"大师""专家"的非专业整形美容医生，对面部解剖的复杂性是没有概念的，而我们面部又有如此复杂的血管神经走行，一旦出现血管神经损伤，将会造成终生遗憾。

5. 感染

我曾接诊过多位做线雕后出现问题的求美者，其中一位在鼻部植入11根线后出现了严重的感染，最后全部经鼻前庭开口取出，既增加了鼻部的切口，又增加了发生感染后挛缩的概率。

网易直播
提拉线

美容针剂有所能，
有所不能

涂抹型肉毒毒素
护肤品有效吗？

在美容针剂包打天下、造福美丽、提升颜值的当下，作为专业的整形美容医生，尤其是在一个三甲医院的平台上，我要告诉大家：美容针剂真的是有所能，有所不能！恰恰因为自然界的规律性，人类文明才发展到了今天，所以请怀有一颗敬畏之心。美容针剂若注射不当，会有很多严重的并发症，包括血管栓塞和眼睛失明，每天都有发生！

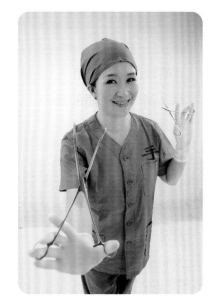

下面就关于美容针剂做简单的分析说明。无论广告和美容机构前台是如何向你灌输的，美容针剂就分为如下这两类，请认真阅读。

1. 肌肉松弛剂

肉毒毒素在安全的剂量和精准的注射手法操作下，可以有效去除动力性皱纹，如眼周纹、眉间纹、额纹等；也可以用来瘦脸、瘦小腿、去除多汗症等。其缺点是维持时间较短，根据注射部位和剂量，可以维持3～6个月。需要跟诸位说明的是，肉毒毒素目前在国际上有A型和B型之分，且有严格的制作标准和运输流程。国内有资质的品牌只有两个，但它们属于毒麻药品，国家对此严格管控，绝对不会向任何个人和网络渠道开放销售！在国内某美博会上，就有一位大胆的女士在现场被注射了来源不明的肉毒毒素，当场休克！

肉毒毒素：1920年，Dr. Herman Sommer 开始对肉毒毒素进行分离提纯；1946年，Edward Shantz 成功分离该毒素；1949年，Burgen 发现了该毒素的功能和作用机制；1977年，肉毒毒素开始用于人类疾病的治疗；1987年，Dr.Jean Carruthers 发现了该毒素的美容用途；1991年，第一篇关于肉毒毒素用于美容治疗的文章面世，从此，揭开了肉毒毒素应用的冰山一角，其用途呈几何倍数增加！不单单在除皱美容方面，肉毒毒素还被应用于治疗多汗症、面肌痉挛、偏头痛及肌肉轮廓修改等很多方面，而且大量文献充分证明了其安全性和有效性。

透明质酸：分为交联和非交联两种，起到填充剂作用的主要是交联透明质酸。其通过NASHA技术交联构成紧致的网格结构，用以增强对各种降解因素的耐性，延长有效时间。同质性和紧致性使得玻尿酸填充剂在注射过程中平滑自然，延展性良好，有效时间得到延长。

2. 填充剂

填充剂可以分为自体材料和外来材料。

> 胶原蛋白：一种真皮填充剂（dermal filler），通过注射方式将胶原蛋白注入真皮层，增加真皮层组织的容量，从而达到抚平皱纹、改善脸部缺陷、雕塑完美肌肤的目的。

自体材料主要为自体脂肪。其优点是无排异反应，移植物一旦存活，就终生存在，效果持久。与成品外来材料相比，其缺点是需要提取，需要辅助麻醉。而且其需要很高的外科手术技巧和严格的无菌操作。

外来材料的种类太多，目前广为人知的分为两种：**透明质酸**和**胶原蛋白**。当然，每种都有不同厂家生产的不同品牌的针剂。可以非常肯定地跟大家说明一点：虽然都叫透明质酸，但是不同厂家生产的工艺流程千差万别，需要医生好好甄别，认真选择！其优点是拿来就能用，无须提取，性质稳定。缺点是有一定的代谢周期，注射后的个体差异较大。对于不同皮肤类型的人，注射层次和技巧需要有经验的医生进行调整，区别对待。

太多的专业知识无法在这里一一罗列，我只能给爱美的各年龄段人士一个避免走弯路的建议：无论广告如何宣传和装饰，还有朋友圈是如何进行神奇描述的，请仔细研究好给你打针的那个人！流行是一过性的，珍惜上天给你的一切，锦上添花才是重点！

取出15年的注射物，找回原本的我

玻尿酸虽好，但不要"贪杯"

　　每次有机会和国外的专家同行们谈起注射玻尿酸这件事，都有很多感慨。在国外，玻尿酸品种繁多，我见到的就不下100种，它们的相对分子质量、交联方式、交联剂等有诸多不同。**欧洲的CE认证**相对宽松，各种注射材料让人目不暇接。如何选择？这是个严肃的话题。在这一点上，我和大部分业界同行的意见是一致的：不要完全相信厂家提供的说明书和注射

> 欧洲的CE认证：只限于产品不危及人类、动物和货品的安全方面的基本安全要求，而不是一般的质量要求。因此，准确的含义为CE认证是安全合格的标志而非质量合格的标志。

成功案例，更多地需要相信自己的同行，只有经过可靠的同行认可的玻尿酸才是可信的。欧美医生们对于我在自己的前臂上做皮试的行为深表钦佩，在听完我观点翔实、案例丰富的报告后，立刻将我纳入科学严谨的行列。整形美容医生们

需要交流、开会、发表报告、讨论，以期待得到更多的专家
共识。

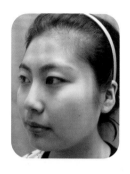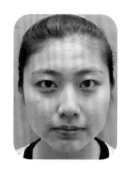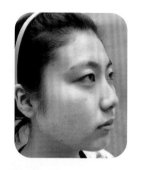

重睑术＋开眼角＋肉毒毒素瘦脸＋透明质酸丰前额、下颌、修
鼻尖治疗前

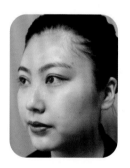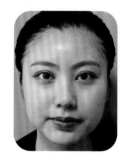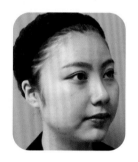

重睑术＋开眼角＋肉毒毒素瘦脸＋透明质酸丰前额、下颌、修鼻尖
治疗后2年

《有医说医》
玻尿酸

至于 玻尿酸 还有自体脂肪的注射技巧，我们的观点也是一致的，静态时虽然已经非常完美，动态时却不一定。所以，跟大家说一句：玻尿酸虽好，但不要贪杯。

玻尿酸：透明质酸，英文名为 Hyaluronan acid，我国台湾地区将其翻译为玻尿酸。

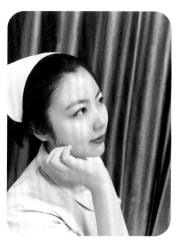

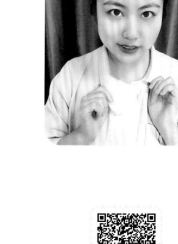

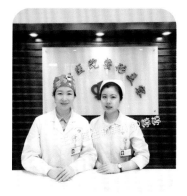

长期使用玻尿酸的女生

微整后还敢不敢
做生活美容了？

肉毒毒素的
百年历史

在一次专家门诊中遇到一位大姐，身后有两位诚惶诚恐的小女生。大姐很生气地坐在我面前，我一问就明白了。原来，这位大姐在两位小女生供职的美容院常年做生活美容，没事儿就去做按摩、洗脸、导入之类的。前两天，这位大姐又去了，美容师在给她洗脸的时候，发现耳朵前面有个小黑点，以为是黑头粉刺，就拿暗疮针挑了出来，这可倒好，出来了一截粗线，大姐一声大喝："我的脸！"再一看，这边的脸蛋子瞬间垮下来了。这还了得！大姐花了大把钱刚做的提升就这么没了！两位小美容师也冤："知道很多患者做微整，我们都是轻手轻脚的，可是洗脸之前问大姐最近做啥了，大姐说没有做什么！"大姐黑着脸说："凭什么都跟你们说！这是隐私！"

我给大家总结一下，如果做了如下最常见的微整，在做生活美容时需要注意什么事项吧。

1. 如果注射了肉毒毒素

请在短期内（2周左右）不要安排俯卧位的动作，例如开背、SPA 之类的按摩项目，这容易使药物弥散到一些特殊的部位，引起上睑下垂之类的问题。在 3～6 个月，不要对注射部位强力按摩，否则会导致药物吸收太快，药效很快就没有了。

2. 如果注射了透明质酸（玻尿酸）之类的填充剂

短期内请不要过度按摩注射部位，防止按压移位。在做任何长时间趴着的动作时，都要小心前额、下巴等部位。还要提醒大家，在注射填充剂之后，需要减少蒸桑拿、泡温泉等促进血液循环的活动！

3. 如果做过隆鼻、眼袋手术、切开法重睑、上睑下垂矫正、假体丰下颌

刚做完隆鼻的，需要警惕过度按摩鼻部，否则容易导致假体移位；刚做完眼袋手术的，需要避开眼部按摩，防止固定线松脱；刚做完切开法重睑、上睑下垂矫正的，会有轻度眼睛闭合不全，需要防止暴露性角膜炎；刚做完假体丰下颌的，千万别没事儿就去碰下巴，否则容易在假体外包膜未成形之前，把下巴给弄歪了！

在做生活美容之前，一定要跟有经验的美容师讲明白自

己的脸上做了哪些微整形，防止出现把提拉线当黑头直接拆掉的"悲剧"！微整之后，也需要跟主刀医生问清楚各种注意事项，防止意外的发生。

其实，我在每天的临床工作中，也一定会先问清楚患者都在脸上做过什么。隐瞒病史所带来的后果是非常可怕的。当然，了解当下的整容热点，积累足够的经验，也能帮助及时发现问题，防患于未然。

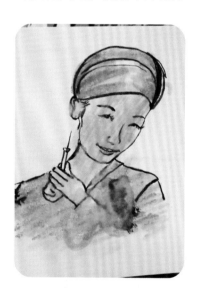 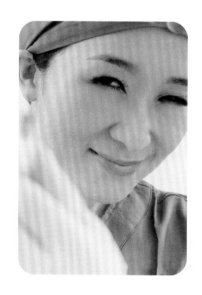

面膜使用
技巧

吸脂和溶脂，哪个更安全？

如果你是易胖体质，如何科学减肥

早上，春光明媚，好几位女友跟我约时间一起去爬山、打球，感受春天。在这样美好的天气里，人的心情也格外舒畅！

可是，最近也有好几位朋友跑来找我探讨：不满意自己的臃肿身材，不满意自己的大脸盘！冬装又厚又重，可以遮掩身材，但待天气暖和起来，轻薄的春夏装就无法遮掩不完美的身材了！

我给她们的建议都是先看看能否通过健身、形体训练来改善身材；能否通过饮食控制、经络按摩来改善代谢状况。大家都知道我坚持健身锻炼20多年了，受益良多。可是，身边的许多女友一腔热血而去，草草了事而返，无人跟我同行到现在，坚持确实很难。现在又都以车代步，这"游泳圈"堆在肚子上，吃出来的大胃口，久坐的"马裤腿"，腰部两侧的"爱的扶手"，胳膊上的"蝴蝶袖"，嘟嘟的双下巴、胖

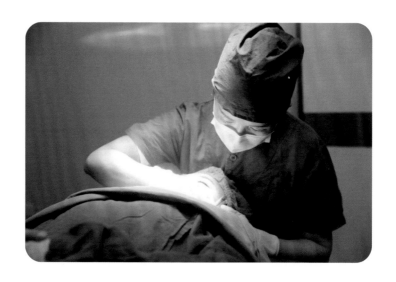

脸蛋，颈后背部的"虎背熊腰"……让我们这些爱美的女士们如何能接受？于是，吸脂塑身也就成了一些爱美女士的选择。关于吸脂，我经常被问到如下问题，我做下简要解答。

/ 吸脂安全吗？ /

请严格遵守整形美容医生的设计，千万不要一次贪多，在安全范围内的一次少量吸脂是安全的。而且，医生会在手术前进行全面的身体检查，严防一次性脂肪动员过多从而造成脂肪栓塞等严重后果。经常看到一些广告，宣传一次性抽出了很多量的脂肪。我不太赞成这样的导向，因为这样会对心脑血管和循环系统造成很大的负担。生命只有一次，只有在健康安全的前提下，美丽才是可以考虑的！

/ 吸脂是否会反弹? /

业内公认的理论就是大多数人的脂肪数量是固定的，肥胖只是脂肪体积的增大，而吸脂就是吸除多余的脂肪，人为地造成脂肪数量的减少。但是，个例总是有的，我也见过吸脂后胡吃海喝又胖了的个案。没办法，人家的脂肪重生能力强！一种可能是吸脂后，脂肪数量仍有增加；另一种可能是吸脂后，余下的脂肪体积继续增大。

/ 吸脂手术是大手术吗？需要住院吗？需要卧床休息吗？ /

在完善全套检查之后，吸脂是安全的门诊手术，无须住院观察，无须卧床休息。而且，术后慢走和少量活动有利于肿胀液的渗出，有利于消肿和恢复，也大大降低了形成栓塞的可能性。

/ 我害怕吸脂，毕竟是要进行手术，能不能进行溶脂？ /

关于溶脂的问题，真是很难回答，因为目前尚无所谓安全有效的溶脂针剂，市场上所谓的"溶脂针"也是内容物不详、成分不明的！如果脂肪被溶解了，试问如何被代谢掉呢？是否就进入血液循环了？那不就容易形成脂肪栓塞吗？整形美容领域一直在探索这些问题。相信随着未来科技的进步，这方面会有突破，但至今尚无答案。我在门诊遇到过很多因注射"溶脂针"后形成塌陷、色素脱失、感染、瘢痕粘

Part 3

当下流行的整容秘籍

连的案例，非常难处理，尤其在面部，给患者造成巨大的伤害。那些患者往往需要经过复杂的修复过程，才可以达到理想的修复效果。

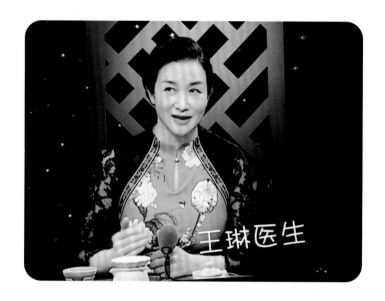

王琳医生

那些你减不下去的"肥"

　　每到春暖花开的时候，大家就开始研究减肥了。减肥是女人永恒的话题，不分年龄、不限体重、无论胖瘦！我和我身边的所有拥有好身材的闺蜜朋友们，无一例外，都是下过功夫的，而且这条路没有尽头，终生为此奋斗，你懂的。

　　以下是我和身边朋友们尝试过的减肥方法，对与错仅供参考。

1. 不吃饭

　　科里的小护士尝试过此招，基本饿得扶墙走了，一上秤后发现体重数字还是没变。脂肪动员是需要时间的，就算有低血糖了，体重也不会减，所以还是放过我们可怜的胃吧！控制饮食确实没有错，但少量多餐、合理搭配才是王道。

闪着珍珠光芒的脂肪

2. 裹上保鲜膜做运动

这方法我试过，20多年前吧，因为总觉得腿太粗，就跟健身房里的大姐们一起先裹上保鲜膜再运动。那汗出得真是过瘾！可惜皮肤很快就过敏了，出现一片红疹子。学医的我立马就明白了，汗液里都是排泄的废弃物，它们会堵塞毛孔，不利于毒素排泄，反而有损健康。因此，我再也没试过这个方法。

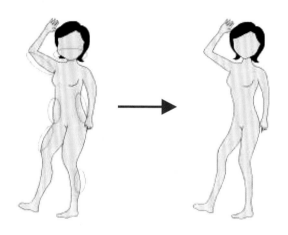

3. 只吃水果

这事儿可以定为"美丽的陷阱"。吃水果容易产生饱腹感，但是大部分水果虽然所含的热量很低，但糖分含量却是很高的，而且人体更容易吸收果糖。除了因血糖含量迅速提高而产生隐患外，糖分过多吸收直接导致的就是肥胖。因

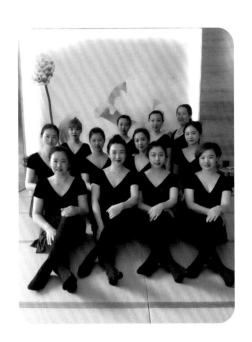

此，餐前摄食水果增加饱腹感，减少正餐量，才是王道。

经常会有这样的案例：如果只看脸的话，她至少有60千克，可是看到纤细的胳膊腿儿，唉！女孩说："我只有48千克！可是这一张大脸蛋把我给'毁'了！"我见过太多这样的女孩了，她们有一个共同的梦想——"巴掌小脸"。但这真的不是减肥的事。咬肌肥大型、脂肪堆积型、骨骼宽大型、水肿型……找好类型，对症下药吧！

先天的局部脂肪堆积与肥胖无关，千万别跟自己较劲。很多男性、女性会有类似的问题。"虎背熊腰"是由堆积的脂肪团块造成的，其有很多致密的纤维条索，看起来就像驼背一样，若进行局部精细吸脂，也许可以解决。类似部位还有**"蝴蝶袖""爱的扶手""马裤腿"**……吸脂手术的最佳适应证，就是拿走那些你无论怎么瘦都藏不住的脂肪！如果你刚好需要，还可以用脂肪再生细胞来美化你的脸部、胸部、手部……"额外福利"！

"大小眼"的人蛮多的，你不是第一个

小脸美人的
秘籍：开眼角

每年夏天就是繁忙的整容高峰期。如果把所有整容项目做个排名榜，那么双眼皮手术一定是高居榜首。要问我做整形美容医生，做得最多的是什么手术，也一定是"眼部整形"手术。你看，双眼皮手术可以让眼神更加迷人；开眼角手术可以拉长、放大眼部以及调整两眼之间的比例；上睑成形术可以让耷拉的眼皮拉紧上提；下睑成形术可以去除眼袋，再造卧蚕；上睑下垂矫正术可以充分暴露瞳孔。

作为"心灵之窗"，一双灵动的眼睛实在是太重要了！上述内容只是对各种术式做了笼统概括。在多年的临床工作中，我遇到过各种情况。比如下面照片中的小男生，他们一家三口都是这样一单一双的眼睛，遗传的力量够强大吧！是够自然的，可是总感觉很别扭，尤其拍照片的时候是典型的"大小眼"！这是他的最大感受，哪怕都是单眼皮，也是好的。于是，经过家庭讨论，他们来找我研究方案。

只做一只眼睛的手术，并不少见。无论如何不对称的部位都可以调理到位，无论是脸型还是眼睛。没有人是左边和右边一模一样的。可是，明显的大小差异和不对称还是会让人感觉有些奇怪。下面的照片是术后40天他专程来向我道谢时拍摄的。这是让他非常满意的效果，关键是即使认识多年的老同学和亲属，也很难记起他原来到底哪只眼睛大、哪只眼睛小。

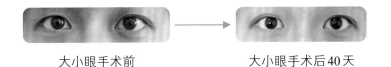

大小眼手术前　　　　　　　　　大小眼手术后40天

当然，如果对求美者进行详细面诊，会发现所有求美者两只眼睛的外观、大小均有不同程度的差异。通过各手术环节的细小调整，最终会达到术后两只眼睛基本一致的效果。

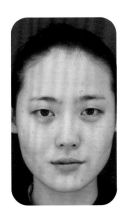 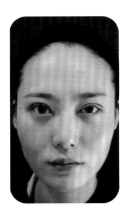 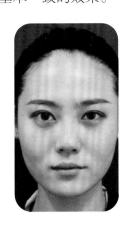

重睑术＋内眦赘皮　　　重睑术＋内眦赘皮　　　重睑术＋内眦赘皮
矫正术术前　　　　　　矫正术术后即刻　　　　矫正术术后1个月

这些情况下
不能做双眼
皮手术

到底能不能
贴双眼皮胶?

关于这个话题，我们讲一个艺考女孩的故事。

她是专程从外地赶来找我做手术的。即将进入艺术院校的她，对美有着特殊的要求。她的亲友团挺庞大的。她的爸妈还有姨妈这样说："开始的时候，还真是不明白她为什么一定要这么远跑来找您做手术，后来就跟她一起看您的博客，研究您的每张照片、每篇文章，然后就明白了，她的选择是对的，我们都认可。所以一起过来跟您见个面，把我们家最有前途的女孩交给您。"

因为爱美，她一直尝试各种双眼皮胶、双眼皮贴、双眼皮化妆术，可以非常熟练地把单眼皮贴成双眼皮，再画上眼线，抹上眼影。可是，"麻烦！不敢闭眼。睫毛膏总是粘到眼皮上，无论怎么用睫毛夹也不行，睫毛不翘！"

能不能贴
双眼皮

对于每天都要贴双眼皮的人来说，频繁地牵拉眼皮，必会使眼皮越来越松，还有过敏等各种风险。

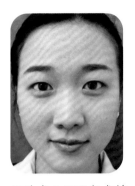
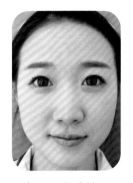
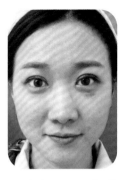

重睑术＋开眼角术前　　贴双眼皮贴效果　　重睑术＋开眼角术
　　　　　　　　　　　　　　　　　　　　　　　后14天睁眼

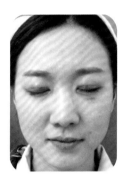
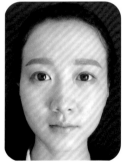

重睑术＋开眼角术　　　重睑术＋开眼角术后3年
后14天闭眼

　　经过详细咨询和设计，我给她做了双眼皮、开眼角的手术。术后第5天，她来跟我告别。可爱的小女生，**忽闪着浓密的睫毛，一双清澈明晰的大眼睛使**整个人显得更清纯可人。"我的眼神变了，以前有点直愣愣的，一点都不柔和，现在显得好温柔。睫毛翘起来了，整个人都显得神采飞扬。"哈哈，搞艺术的人，就是这么有文艺范，祝福新一代的艺术人才。

瘦脸方法大全

为什么要
打瘦脸针

给大家介绍一下各种火爆的瘦脸方法，套用一句话——
"没有人永远会觉得他（她）的脸已经足够精致完美了"。君
不见，整形美容医生的诊室里永远是各个年龄段俊男美女的
大聚会！

1. 瘦脸针

毋庸置疑，50%女生的变美之路是从打一针瘦脸针开始
的。针对大多数咬肌肥大的人来说，这个方法可以给你惊

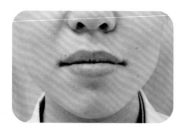

注射瘦脸针前

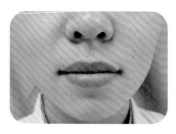

注射瘦脸针180天

喜。用手指轻抚腮帮子，做出使劲咬花生米的动作，如能摸到膨出的肌肉，那么此方法适用！尤其对于咬肌不一样大的偏脸，可以通过注射瘦脸针达到对称一致的效果！

2. 丰下颌

对于下颌后缩短小的人来说，无论咬肌多大，单纯注射瘦脸针后还是显得脸大而短。没错，你需要一个俏丽的下巴，否则下半脸还是显方、显短。可根据具体情况用合适的方案，如植入假体、自体脂肪移植、玻尿酸填充等。

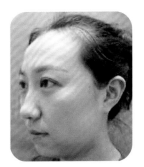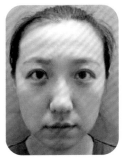

透明质酸丰下颌治疗前

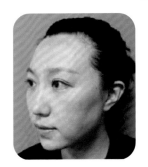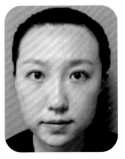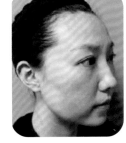

透明质酸丰下颌治疗后

3. 隆鼻

隆鼻的方法有很多种，可以采用手术的方法，如软骨植入、假体植入或者联合植入，也可以采用非手术的方法，如透明质酸注射及自体脂肪、真皮脂肪移植的方法。

鼻子又短又低平，面中部总是很塌陷。鼻是面中之王。一个挺拔的鼻子，有长度、有高度，能让脸有立体感。鼻子挺起来了，脸立马就显得小很多！

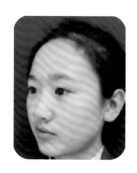 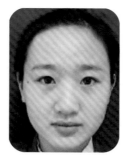 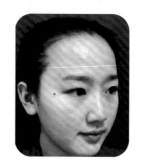

注射隆鼻治疗前

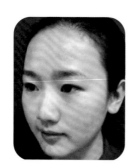 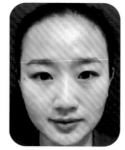

注射隆鼻治疗后

4. 线雕

如果脸部的线条都是朝下的，又或者咬肌不大，只是脸颊部位特别多肉，一把年纪了还有"婴儿肥"，那就需要提拉线提拉了，也有人称它为"线雕"。合理的设计、精确的植入，会明显缩小你的脸颊外扩、下移部位，使面颊臃肿下垂的"嘟嘟肉"消失，上镜"心形脸"就来了。

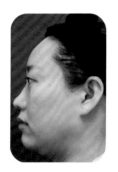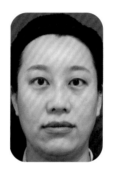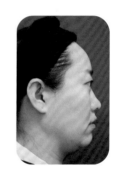

下半面部年轻化线雕治疗前

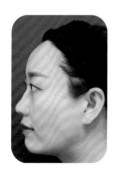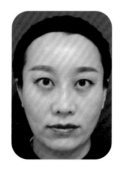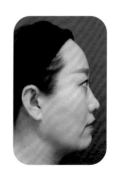

下半面部年轻化线雕治疗后 1 个月

5. 下半脸吸脂塑形

对于脂肪层过多，尤其是下半脸松弛耷拉、双下巴明显、下颌轮廓线模糊的人来说，精细吸脂真的是最佳选择。适当做这样的减法，会让人明显从大脸变小脸。

精细吸脂，尤其在面部操作时，需要对面部的解剖层次有充分的认知；操作时，谨防伤及血管、神经，恰到好处地保留皮肤弹性和外观，就能拥有精致的小脸啦！

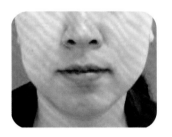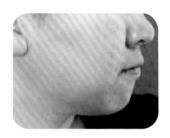

下半脸吸脂塑形前

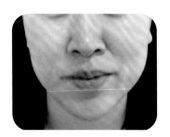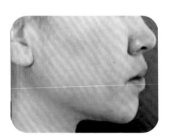

下半脸吸脂塑形后

6. 开双眼皮、开眼角

一双美丽的、适合你的眼睛，能在瞬间提升你的颜值。关键是眼部的加长、放大还有效地改善了面部比例，尤其是横向的距离被很好地缩短了，脸会明显显小。

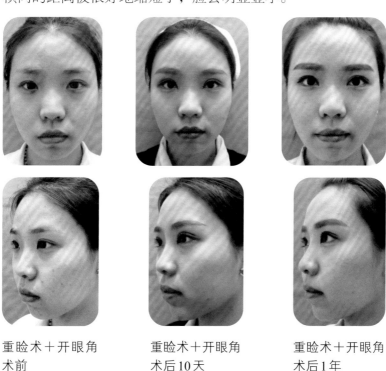

重睑术＋开眼角
术前

重睑术＋开眼角
术后10天

重睑术＋开眼角
术后1年

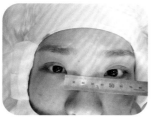

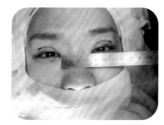

术前两眼间距4.3cm

开眼角术后即刻两眼距离3.6cm

7. 丰前额

前额丰起来会让脸变小吗？当然了。前额又宽又扁或者后倾，会显得脸比例失调、过大；而一个弧度适中、饱满圆润的前额，确实能有效改善面部比例，显脸小。

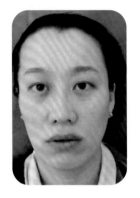
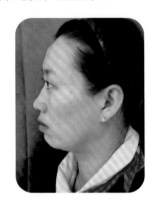

自体脂肪丰前额前

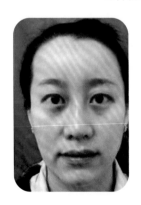
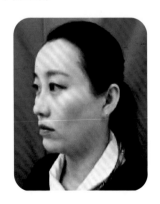

自体脂肪丰前额术后1周

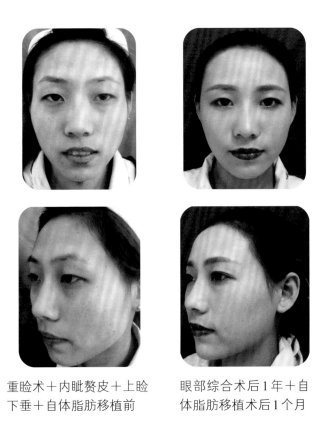

重睑术＋内眦赘皮＋上睑
下垂＋自体脂肪移植前

眼部综合术后 1 年＋自
体脂肪移植术后 1 个月

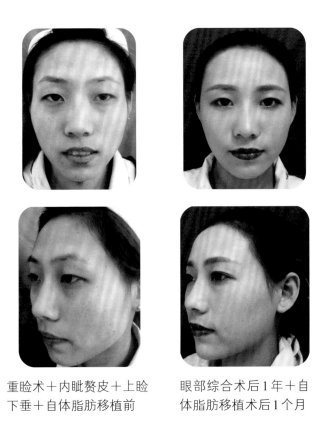

以上这些方法的有机结合，都会使脸显小，这是整形美容医生的经验。这些年来，截骨尤其是截下颌角的手术量骤减，原因当然有很多，此处就不赘述了。安全地变美，健康地变美，不走冤枉路，真的不是一件容易的事情。这要求整形美容医生不断学习，不断提高，理论加实践，审美加技术，才能打造出自然、年轻的微整形效果。

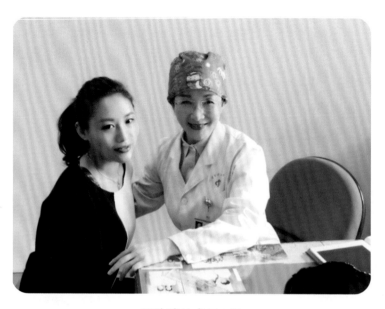

脂肪移植术后1年

瘦脸针

网易直播
双眼皮

Part 4

一白遮百丑：
好皮肤的由来

上帝欠你的好皮肤，我们还给你

资深整形美容医生的世界里有各种讲课，每次上台授课前都做足了准备，不仅课件要精彩，自己的形象也要跟得上。还记得一句老话："一白遮百丑。"皮肤好真的是一件利器，能够让你的自信再多一些。也是的，无论多大年龄，无论男女，谁不盼着自己的皮肤好呢？

答疑开始。

/ 请问好皮肤的标准是什么？ /

在中国，纵观古今，对于女生的胖瘦体态多有纠结，但是在对好皮肤的认可上，基本的判断标准是这样的——白、细、滑、嫩。仔细回顾各种文学作品，美女的第一标准一定是"肤如凝脂"之类的。

上帝欠你的好皮肤，我们还给你

/我们在婴儿时期好像才符合这个标准，又白又细又滑又嫩的。怎么越长越糙呢？/

你知道吗？皮肤是我们人体最大的器官。如果你的体重是60千克，那么皮肤就占了9.6千克，是不是一个很惊人的数字呢？平日里，我们可能更多关注自己的眼睛大不大，鼻子挺不挺，下巴尖不尖，额头高不高……但千万别忽视了皮肤这个最大的器官！婴儿般的水嫩肌肤在岁月的蹉跎下，会出现斑点、痘子、痣、红血丝、黄气、皱纹、凹陷，甚至各种的瘢痕！

/真是想想都难过啊。/

我们幸福地生在这个科技进步神速的时代。各种美颜神器给你的可不光是美肌神话，而是告诉你，通过整形美容医生的妙手，可以上演"逆龄""冻龄"的现实版本！有痘子、黑痣、斑点、红血丝、黄气、皱纹，都可以除；有凹陷，可以填！这是一个科技改变命运的时代，你要跟得上潮流。护肤品可以保湿、防晒，达到改善皮肤的目的。可是透皮吸收绝不是说说而已！我们身体的最大器官就是皮肤，皮肤有非常完好的屏障机制。如果你涂抹的东西分分钟都顺利通过皮肤屏障进入人体，恐怕"宫斗大戏"就不用那么费劲了。

／这道理讲得通！我信你，就透露一下你们整形美容医生是如何有这么好的皮肤吧！／

我是70后，经常有人问我："你都给自己做了些什么，皮肤怎么这么好？"

首先，遗传很重要。感谢爸妈给我健康的好皮肤。

其次，后天管理很到位。我在青春期也经历过长痘痘，感谢妈妈带我找到一位好医生，在那个年代真不容易。她及时地治疗了我的痘痘，没有留下任何痕迹，同时我也到图书馆看了很多相关的书，明白了想要好皮肤就需要早早管理起来，所以我从未间断护肤工作。

再次，光电微整很及时。感谢自己从事了整形美容这个行业，这个得天独厚的优势给了我一直有好皮肤的机会。激光洗脸和水光嫩肤是我这两年从不间断给自己做的项目，至于注射玻尿酸和微滴肉毒毒素，更是定期对着镜子给自己来一下。客观地讲，目前的整容技术完全可以给你好皮肤。

最后，不间断地运动和读书。我坚持健身、瑜伽20多年，每周3次以上，有氧运动更是不可少。出差的旅行箱里永远有书和游泳衣。运动让皮肤的代谢跟得上；读书让人从容淡然，不急不躁，有滋有味。

激光洗脸的必要性

祛斑真的无痕：我和小伙伴们都惊呆了！

IPL、DPL、BBL、OPT都是什么光

小丽通过朋友介绍，专程找我祛斑。

当时，小丽也去过很多家美容机构，都没下定决心祛斑。她跟我说："这斑挺大一块的，从小就有，越来越大，越来越明显。每天一照镜子就会心烦，好好的一张脸就这样被毁了！这两年，感觉遮瑕液、粉底都盖不住这斑了。总有人问起这斑，真是太闹心了！可是在没有把握的情况下，谁敢做？这可是脸，若去不掉斑而再留个疤，可怎么办？"

其实，每个找我的人或多或少有这样的想法，好好一个人在没整的时候还可以，可别整坏了！这决心下得都不容易，完全理解！

给她做完激光治疗之后，她又专程跑过来几次。在痂皮没脱落的时候、刚脱落的时候……得空就过来。要知道咖啡

斑有一定的复发率，我也是担心的，好在小丽非常配合治疗，现在已经是激光治疗后半年了，完全没有复发和反弹的迹象，她的一颗心也终于定了下来。美女们的皮肤问题还真不少，有雀斑、黄褐斑、雀斑样痣、咖啡斑、脂溢性角化、扁平疣……其实，成年人的脸、脖子、身体上都会有各种各样的皮肤问题。早点下手治疗，后续要简单很多。尤其现在，大家生活压力也大，环境污染又重，皮肤癌变的概率也在增加，及时处理还能降低很多病变的风险。

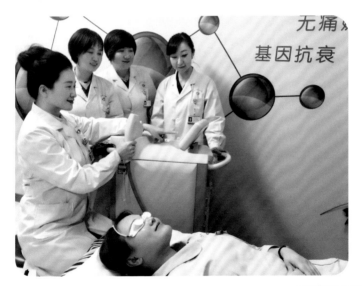

医美最新祛斑
美白方法

关于防晒的各种纠结

芹菜是光敏剂，美白后不能吃

　　岁月带走了青春，我们都在慢慢老去。总以为时光是肌肤的最大杀手，殊不知，肌肤老化的头号敌人并非岁月，而是无情侵蚀肌肤的阳光！无数科学研究充分证实，外源性老化是由紫外线照射造成的，特别是紫外线中的长波UVA，其穿透力极强，不仅能穿透玻璃、衣服等直接进入肌肤，而且可直接作用于宝贵肌肤的基底层，即使在阴雨绵绵的日子里，它都如影随形，给我们的肌肤造成不可逆的损害，让胶原蛋白流失、弹力纤维断裂，于是肌肤就发生真正意义上的老化。不夸张地讲，它犹如"时光加速器"，让你的肌龄跑在年龄前面！无论你涂抹多贵的护肤品，若没有对紫外线的防护，都是事倍功半！

　　其实，对于防晒，还有很多朋友没有充分认识到它的重要性，觉得可有可无。要知道，正确的防晒可不单单是防止晒黑、长斑，还可防止皮肤老化！

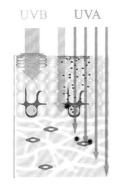

UVA：占日光紫外线的95%，令皮肤过早老化，长皱纹。其波长最长，穿透力最强，可穿透表皮层而达到真皮层，破坏胶原纤维及弹性纤维。云层和玻璃无法阻挡它。

UVB：占日光紫外线的5%，令皮肤变黑、长斑、晒红、灼伤，是引起皮肤泛红、发炎等晒伤的主要因素。认真做好防护就可有效阻隔UVB。

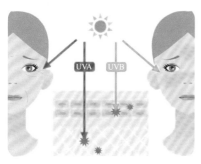

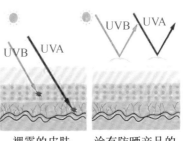

裸露的皮肤　　涂有防晒产品的皮肤

充分认识之后，让我们看看如何正确选择防晒产品。市面上的防晒产品主要有如下几种类型。

1. 物理防晒

通过一些大颗粒物质来阻隔紫外线直接接触皮肤。常见成分是二氧化钛、氧化镁等。

防晒

2. 化学防晒

化学防晒是将紫外线吸收，然后转化为热能将之瓦解，常见成分是 Avobenzone、Oxybenzone、OctyldimethylPABA、Octyl Methoxycinnamate 等。

3. 生物防晒

生物防晒成分中添加了生物防晒成分，产品宣传主要是利用植物活性成分聚集在细胞周围从而起到保护作用，能够促进晒后细胞的修复，抵御光损伤。

4. 有机防晒

有机防晒产品通过萃取植物中的精华成分进行防晒，如薰衣草、乳木果油、芦荟、胡萝卜籽油、小麦胚芽油、绿茶提取物、葵花油、椰子油等，主要是为婴儿研制的防晒系列产品，产品甚至会采用70％以上的有机草木合成成分，但是防晒效果有待商榷。

下面是一些常见的问题和回答。

/ 室内没阳光照射时可以不用防晒吗？ /

错。UVA 不受季节变化、温度变化、紫外线强弱的影响。如果想真正有效防护 UVA，那么即使在室内环境，也需要涂抹防晒霜。淡淡散射的阳光依然有 UVA。

/ 越热就代表紫外线越强吗？ /

错。皮肤感受到的太阳热力来自红外线而非紫外线，紫外线是非可见的伤害性光线，所以即使在阴天，紫外线也照样存在。

/ 哪种防晒产品最安全？ /

物理防晒成分是利用粒子阻挡和反射紫外线，而化学防晒成分是把紫外线转化为无害能量而散发。因为化学防晒成分会被皮肤吸收，易引起过敏，所以一般认为物理防晒更安全。可是现在市面上很多防晒产品的成分为混合型的，只要试用后没有引起过敏，基本可以放心使用。

/ SPF越大就越好吗？ /

不是。目前，无任何一种防晒产品可以完全阻隔紫外线。SPF15可以阻挡94％的UVB，SPF30则阻挡97％的UVB，SPF50可以阻挡99％的UVB。也就是说，SPF再高，其功效也只会提高几个百分点，所以欧盟早就禁止防晒品的SPF超出50，高于50的要标为SPF50＋。关键是要提前涂抹，而且要按时补充涂抹。

/ 防晒产品上的标签如何看？ /

一般来说，防晒品必须能同时阻隔UVA及UVB。SPF表示的是对UVB的防护，PA表示的是对UVA的防护。若已证

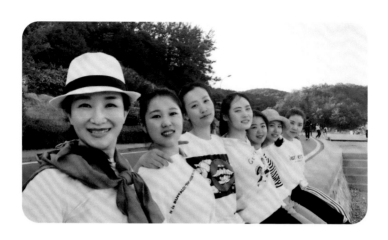

明产品能同时抵挡 UVA 及 UVB，则可写上 "Broad Spectrum"。当 SPF 低于 15 时，必须注明只能防晒伤，不能预防皮肤老化或降低发生皮肤癌的风险；不能有 "Waterproof（防水）" 字眼，只能写 "抗水（Water Resistant）"，并列明时效。

关于痘痘的是是非非

回想青春期的自己，也曾深深地为脸上层出不穷的痘痘烦恼过。那时候，自己因为痘痘甚至有自闭倾向，不愿与人沟通，也在治疗痘痘的道路上走过不少弯路，现在想把自己年轻时走过的弯路和大家分享。

/ 误区一：我起痘痘，是因为摄食辣的和油腻的食物太多了。/

清淡饮食有利于肌肤健康，这是共识。辛辣、油腻的食物会增加身体的血糖负荷，确实有增加长痘痘的风险。但是有很多人怎么吃这些食物也没有起痘痘。说它们有直接肯定的关联性也确实牵强。只能说：第一，如果你不注意饮食就起痘，那就是体质如此，需控制；第二，如果你注意饮食也起痘，那就说明问题不仅仅在饮食上，还有很多

问题皮肤
处理

原因，找医生做检查是正道。

/ 误区二：勤洗脸，用强力清洁成分的洗面皂，就能把痘痘洗干净。/

不！要知道，痘痘是由体内的激素水平波动失衡造成的，尤其是雄激素水平会影响皮脂腺的分泌，从而有利于痤疮杆菌的繁殖，导致痘痘的发生。而过度清洁会破坏皮肤表面的保护层，导致酸碱失衡，削弱皮肤的愈合能力，加重痘痘的情况！

/ 误区三：起痘痘之后，就告别化妆品。/

不！一定要更谨慎地选择合适的护肤品和化妆品。如果让全是痘痘的皮肤完全裸露在紫外线、粉尘和辐射之下，只会使情况更加严重。需要选择水包油性的啫喱状护肤品来适当补水，这会减轻皮肤的水油失衡，减少油脂分泌。好品质的隔离霜能更好地锁住水分，减少外界对问题皮肤的伤害。适当地化妆会减少对痘痘的关注，有利于调整情绪。放松也会有利于内分泌系统的调整。

/ 误区四：在痘痘上涂牙膏，消炎又遮盖，好用！/

不！这是十分荒诞的错误。要知道口腔内的菌群与痤疮杆菌截然不同。牙膏里含有氟化物，涂在皮肤上会造成红肿和疙瘩。有位患者就是因为将牙膏涂在下颌痘痘上而得了顽固的口周皮肤炎，一不小心会出现一圈鲜红的炎症表现，悔之莫及！

挤了一颗痘
毁了半边脸

/ 误区五：痘痘出来了，一定要把它挤出来。/

挤痘痘是个高风险的动作。首先，你要有无菌的针头和消毒剂。在表面清洁之后，顺着毛囊开口，将"熟透了"的痘痘清理出来，专业性强。其次，面部"三角区"不要挤，容易引起颅内感染。最后，挤痘痘有多疼，亲身体验过的人都后怕。英子就是在一家美容机构定期挤痘痘，留下了满脸的痘疤，伤心欲绝。而**光动力治疗**的出现，让挤痘痘成为历史。该方法简单、有效，可以作为长痘痘者的一项选择。其原理就是蓝光直接杀死痤疮杆菌，红光利于创面恢复。在整个过程中，没有仪器触碰到脸部，光是在一定距离之外照到脸上，

> 光动力治疗：即红蓝光治疗。单纯蓝光的波长为415nm，其穿透皮肤的深度为1～2mm，诱导细胞膜渗透，改变胞内pH，从而抑制痤疮丙酸杆菌增殖，治疗痤疮。红光的波长为630nm，其穿透深度为1～3mm，较蓝光深，刺激巨噬细胞释放细胞因子，促进成纤维细胞、生长因子增殖，改变细胞的通透性，有抗炎修复的作用。
>
> 点阵激光：通过一定的激光能量，发出束状光斑，穿透组织，刺激痘坑部位的胶原组织再生、真皮重建、皮肤持续收缩，达到去除痘坑、接近正常皮肤的效果。
>
> 像素激光：在传统的激光基础上，加上一个类似过滤筛的图像发生器，将传统激光发射出来的光束分割成很多

一次照射就能看到红肿的脓包干瘪，简直是立竿见影！而且真的是无痛，让所有怕挤痘痘的人为之奔走相告。我科的治疗室里每天都有这样的患者。我

个纳米光斑，以达到治疗的效果。相同能量的点阵激光与像素激光相比，其恢复期较长但效果佳。

应根据不同的情况来选择不同的激光治疗。

喜欢这样的治疗，高科技只有安全、无痛、有效才是好，对吧！

/误区六：痘坑、痘疤、黑印，无计可施。/

不！**点阵激光**和**像素激光**的出现，让痘坑、痘疤的消失成为现实。其为非剥脱疗法，恢复快。周五治疗，下周一即可恢复，而且没有留下色素沉着的可能。

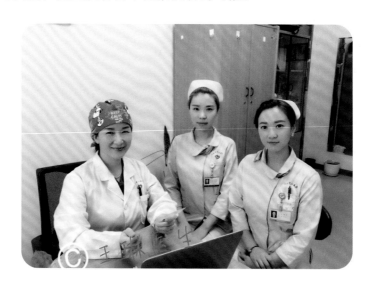

孩子"胎带"的黑痣，什么时候处理最好？

孩子脸上的
胎记何时
治，怎么治

　　在每周三的专家门诊时，经常会有家长抱着孩子来找我。没办法，小宝贝的脸上、身上出现的问题，让家长们寝食难安。有的孩子从出生就一直被隔离在家里，不让任何亲戚朋友看到。"这满月宴能不办，生日宴可怎么办？"看着家长们的一脸愁容，我完全理解他们的心情。毕竟这痣、血管瘤就长在脸上，谁不希望自己的孩子皮肤干干净净的，带出去也开心啊！

　　有个来就诊的孩子快1岁了，半边脸是黑褐色的，皮肤表面完好无损，但是连白眼球都是青褐色的。家长告诉我，孩子生下来时这半边脸就是青褐色的，后来越来越明显，不影响吃喝，但是没有办法抱出去，强烈要求马上治疗。

　　这个情况诊断为太田痣。太田痣是一种先天性的疾病，虽然也有后天发病的，但是

胎儿为什么可
以无痕愈合

117

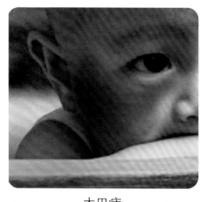

太田痣

"胎带"的居多。治疗方法非常明确，效果也非常明显，就是用 Q-switch 的 1064/532nm 激光或者 755nm 激光进行治疗。多次治疗之后，可以基本痊愈，表面皮肤完好无损，不影响五官。

太田痣的激光治疗因为需要达到真皮层，所以会有大面积的出血。术后护理非常重要，要看好孩子。在痂皮自行脱落之前，如果护理不当，就很容易留下瘢痕。

太田痣的激光治疗是非常规范的治疗。但是1岁左右的孩子，其皮肤的厚度与成年人有很大的差别。这对激光设备的精确度还有操作医生的经验，都有着非常高的要求。操作参数设定不当或者操作不慎，都可能造成色素脱失，那将是更加棘手的问题。

在这么小的孩子脸上治疗那么大面积的太田痣，需要全麻（也有的使用水合氯醛灌肠辅助）才可以完成。我想所有的家长都应该知道全麻对于一个只有1岁的孩子意味着什么：术前、术后的禁食，术中麻醉的风险，儿科麻醉师的资历要求……

在我多年的整形美容医生的临床经验中，接诊过无数襁褓中的婴儿，唇腭裂是需要尽快处理的，无论孩子多么小，都会影响孩子的进食和发音，即使风险再大，术前术后再困难，也要做，因为这个利弊关系是显而易见的！

至于太田痣，这样的案例也很多。个人意见是要么马上做，要么等到孩子懂事之后做。

第一，治疗不是一次可以完成的，而且这本身就是进展性疾病。在我做过的太田痣案例中，最多的一个人做了十几次才达到满意的效果。黑色素被激光击碎后需要代谢，治疗大面积的太田痣的次数绝不会少。家长的要求（马上治疗，马上见效，马上见人）还是做不到的。

第二，从现在开始做，基本上所有的治疗都需要全麻，家长要好好衡量多次全麻的利弊。

第三，我给一个3个月大的婴儿切过黑毛痣，当时我就建议立即住院手术切除。为什么？因为一次手术之后，就可以全部切除，之后的抗瘢痕治疗也可以做到。现在，这个孩子已经10岁多，经常来复诊，心理健康发育也良好。

第四，那什么时候做最好？我给大家讲个案例：有个孩子也在1岁左右的时候被抱过来找我，家长非常痛苦，希望马上就去掉太田痣，否则一个女孩可怎么办？我给他们分析之后，建议其调整心态接受现状，每年过来随诊，看其进展。5岁时，孩子已经有自我意识，主动希望去除，她知道配合了，然后开始治疗，全麻做了3次，明显减轻。后来上学了，10岁时又在表面麻醉下做治疗3次，基本痊愈。现在的她是非常好的艺术体操舞者。

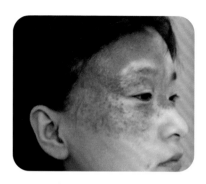
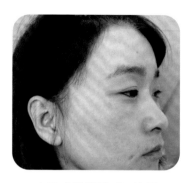

太田痣激光治疗前　　　　　　　太田痣激光治疗 8 次后

　　孩子的事情非小事，家长们一定要斟酌各种利弊。对此，真的没有一个标准答案。什么时候治，需要一个综合评判。作为医生，我也只能把案例讲给大家听。

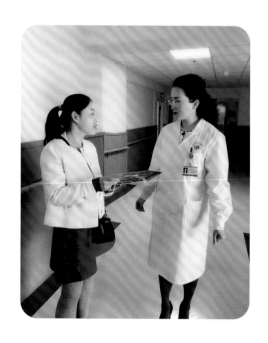

有些痣非去不可，还得赶紧去掉！

区分色素性
胎记

很多人的脸上、身上有痣，大小不一，多少不等，绝大部是良性的，不会恶变。但也有部分会发生恶变。比如，当小美来找我的时候，就不是这样了。

小美出生的时候，家人就发现她的左鼻翼有一个小黑点，"也就针尖那么大，也不高，不仔细看的话，就像一个黑色的灰点没洗干净，我们都没怎么在意。"小美的妈妈这样说。然而，随着年龄的增长，这个小黑点也跟着长大，越来越大。尤其最近一年，小黑点长得越来越高、越来越明显，而且出现了两次突然破裂，出血很多，要使劲压住出血处好长时间才能止住血。家人这才着急起来，仔细看发现这颗黑痣的旁边也出现了好多小黑点，就赶紧来到医院就诊。

作为整形美容医生，我看到这样的黑痣后，再用皮肤镜做基本排查，立刻警惕性五颗星，要知道我的脑海中就是痣恶变的ABCDE原则。

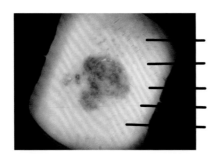

形状和色素分布不对称

边界不规则

颜色斑驳，不均匀

皮损直径大于6毫米

隆起

大家请看图，一起牢牢记住这五条！

我仔细比对这颗黑痣，尤其是在皮肤镜下的清晰呈现，这五条基本符合。于是，立刻安排她住院。

先做全身检查，包括抽血化验和检测各种癌症标记物，以及行胸片、脏器超声等，对可能发生恶性黑色素瘤转移的靶器官进行检查。检查结果显示全身状态良好，没有任何转移和异常。

然后，严格术前准备和病情交代。如果术中冰冻病理结果提示良性，那么万幸，直接转移邻近皮瓣覆盖，术后做序列的抗瘢痕处理，结局还会是比较完美的。如果术中冰冻病理结果提示是恶性黑色素瘤，那么要根据病理科的提示做扩大根治切除，患者的鼻子可能就保不住了，而创面的二期修复是一个非常艰难、残酷的过程。

小美很坚强，非常认真地看着我的眼睛，说："主任阿姨，您就做吧，我相信您，怎么做都听您的！"

手术室里的气氛非常凝重，尤其是等待术中冰冻病理结果的这40分钟。"应该是良性的，我切到基底的时候，很干

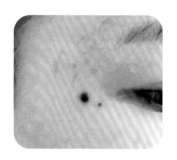
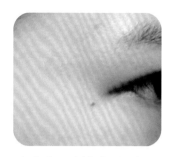

色素痣手术祛除前　　　　　　色素痣手术祛除后3个月

净，99.99％的可能是良性的。"我这样跟小美说。她非常信任地看着我："我相信您！"

冰冻病理结果出来了，是良性的！巨大皮内痣！

手术顺利结束，小美和我们拥抱在一起，流下了眼泪。只有15岁的孩子，该有多大的压力！

在这里，还是要提醒各位，脸上、身上长有各种痣、瘊子、肿物、赘生物的，都需要认真、及时地对待！千万不要留下遗憾！

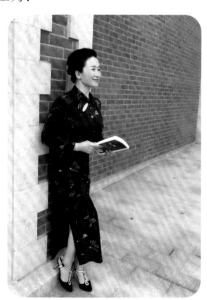

痣

传说中的祛斑点痣神器：
醋和面粉

闺密互扎美容
针，险些失明

　　多年的医学知识熏陶，再加上身为整形美容医生，我接触到的各色人物、各种故事五花八门，所以我总是非常谨慎。每当看到一些因为无知和盲从造成的灾难性后果，就会觉得很无奈！可是最近不知怎么回事，一些完全不应该发生的事情屡屡发生在患者身上，让我在忙碌的手术治疗之余，还要花大力气来接手这些慕名而来的全国各地的"毁容"案例。这些案例让人痛心疾首！但身为医者，又不能袖手旁观。因此，我在这里给所有爱美人士提个醒，不要嫌去医院麻烦，不要嫌专家门诊人多，请爱惜自己的身体，"下手轻一点"！

　　王姐是来自省内的一位患者。一个周一早上，狂风大作，我刚到门诊就看到裹得像粽子的她，她的眼睛里全都是焦虑。原来，她之前参加了同学聚会，看到昔日的一位同学脸上很干净，原来的斑斑点点都不见了，于是就从她同学那里得到了这样一个偏方：用醋和面粉调和，然后抹到有斑、有痣的地方，颜色深的地方可以多抹一些，等痂皮掉了就没斑、没痣了。这可真是应了她的心。她的脸上几乎没有皱纹，但这几年脸上总长斑点，成了她的"心病"。得到这个偏方后，王姐立刻行动起来！一瓶随处可以买到的醋，配上面粉，当晚就开始涂抹。可是涂上去半小时后，她就开始觉得脸上疼痛，疼痛感越来越重，而且还火辣辣的，好像烧着了一样。一看镜子，自己着实吓了一跳，脸部通红通红的。太吓人了，赶紧洗掉！但是洗掉也没用了。这一晚，涂过"秘方"的地方出现深红色的一块块，火烧火燎的，看上去好可怕。这可毁容了，赶紧上网查资料。在网上研究了一晚上后，她决定坐头班车赶赴大连来找我！于是，她忍受着脸上的剧烈疼痛，第二天一早来到我的诊室说："悔得肠子都青了！快点救救我吧！"

经过反复的仔细检查后，我可以非常明确地断言，这是化学性的剥脱！王姐不仅面部的烧灼面积大，而且表皮和真皮浅层都被腐蚀掉了，皮肤形成了塌陷，甚至出现了水疱。这种严重的皮肤创伤既有炎症性的色素沉着，也可能出现瘢痕增生。这样的情况非常棘手，整个治疗需要非常小心谨慎地修复真皮层，刺激表皮生长，减少炎症性的色素沉着，避免瘢痕增生。我们需要尽最大努力来促进创面的尽快愈合，减少刺激，才能尽快恢复皮肤的厚度！当然，在不同的治疗阶段，需要各种药物、激光的积极治疗。

两周后，面部创面基本愈合，这让她喜出望外："我还以为自己真的完蛋了！真是太神奇了，每天都能看到进展，我的脸终于有救了！"

醋和面粉
使用致癌变

看着她的恢复，我也替她高兴。随后的恢复性治疗（包括防晒、防瘢痕等）也有序进行。

网上热传的美容"神器"，如醋精祛斑、柠檬敷脸、牙膏祛痘印、用阿司匹林做面膜美白、氯霉素注射液擦脸嫩肤等受到了不少网友的热烈追捧。然而，盲目地跟从并把这些美容"歪招"当法宝，不好好分析其原理和内在成分，忽略个人体质、肤质，很可能到头来美容没成功反而毁容了。这些在网上热传的美肤小偏方大多是人云亦云，没有任何的科学验证。如果要治疗雀斑、晒斑、黄褐斑、痘痘等皮肤问题，请一定要到专业的医疗机构，不要相信所谓的"神器"。

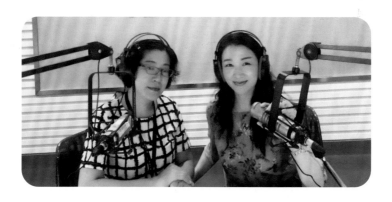

老年斑突然增多，一定要警惕

老年斑的早期
去除，防止恶变

"最近，脸上的东西越来越多，斑斑点点，有的黑色，有的褐色，有的平整，有的隆起，最大的这个更是可怕，还经常发痒。趁着天气凉爽，赶紧来找您看看，50多岁的人了，可别有什么事儿耽误了。"

其实，在我的临床工作中，经常会遇到这样的患者，且以男性居多。原因就在于大多数男性对自己的皮肤问题不太在意，不防晒，不涂抹护肤品。于是，这些面部皮肤过度角

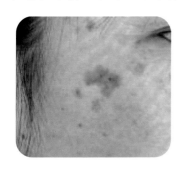

老年斑激光治疗前

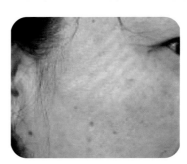

老年斑激光治疗后10天

化的问题就会更早出现，并且往往是等问题严重了才来找医生。

随着年龄的增长，我们的皮肤不再光滑，除长皱纹外，还会长各种各样的色斑，这些斑有黑色、褐色的，也有肤色、黄色的，很多人分不清楚，就将其统称为老年斑。

医学上将我们通常说的**老年斑**称为脂溢性角化病。脂溢性角化病多发生在50岁以后，但是现在很多人在30～40岁就开始出现老年斑了。老年斑在临床上表现为淡黄色或褐色的一个或多个色素斑，一般呈圆形或椭圆形，界限清楚，就像粘在皮肤表面一样，仔细放大会发现表面很粗糙。一般除脚掌、手掌外，在人体皮肤的其他部位均可出现。

如果在短期内突然长了很多"老年斑"，并不伴有其他症状，但出现发痒、破溃出血之类的表现，则需要做全面检查。突然增多的脂溢性角化病有些可能是内脏肿瘤的表现。并非所有的老年斑都是脂溢性角化病。在门诊中，我经常能见到一些基底细胞癌、日光性角化病、皮肤鳞癌等疾病的患者，他们来就诊时已经晚了，都是开始没注意，以为是老年斑，还经常用手去抠，等"斑"长大了、破溃了，才来就医。

这四种食物
越吃越美丽

对于这样的情况，医生一般会进行鉴别诊断。对于明确诊断的病变，做激光一次性处理即可；对于有的疑似病变，我会建议先进行手术切除、病理定性，然后在考虑美观的前提下，采取合理的方法闭合创面。

对抗瘢痕，十八般武艺都要上

瘢痕针的原理
和一些并发症

治疗瘢痕是整形美容医生的一大工作重点。

关于瘢痕的问题，你还真应该找整形美容医生，无论是预防还是治疗，整形美容医生都是最专业的，因为整形美容医生每天都在想着如何让患者不形成瘢痕，如何减少患者的瘢痕，如何让患者现有的瘢痕看不到、不明显。出发点不同，结果也截然不同！

简单地说，对抗瘢痕的十八般武艺，首先是如何预防瘢痕，我们无法完全避免受伤，可是我们可以减少由主观因素造成的瘢痕。

- 避免不必要的手术和创伤（如打耳眼、文刺等）。
- 慎重选择各种手术和创伤治疗。如果有需求，那么一定要跟主刀医生说明自己的瘢痕异常增生倾向。
- 如果接受了手术和创伤治疗，那么请一定要针对创面情况使用抗生素等药物，避免发生感染和炎症反应而影响愈合。

● 任何切口和创面愈合后都要有规律地使用抗瘢痕药物，从而预防瘢痕增生和瘢痕疙瘩形成。

● 一旦发生瘢痕增生，请尽快找专业的整形美容医生对症施治。

已经形成的瘢痕，分为增生期、成熟期等不同阶段，分为凹陷性、隆起性、瘢痕疙瘩等不同类型。针对不同的瘢痕，治疗方案是截然不同的。而且在不同的部位，治疗方法也是不同的。外用的药物大致可分为涂抹型和贴剂。你想想，双眼皮切口就肯定不能用去瘢痕的药贴，因为粘不住！至于前额、面颊、胸口等部位的瘢痕，美皮护等贴剂就可以很好地贴住，效果当然事半功倍。外用的涂抹药物分很多种，还是建议大家使用正规药物。

作为整形美容医生，我们进行的每一项操作都应该严格遵守如下规则。

● 切口设计尽量微小，尽量沿着皮肤皱褶或者松弛皮肤张力线做曲线切口。

● 避免在胸廓正中线及关节部位做直线形切口。

● 尽量促进切口的一期愈合，使所有手术切口或者非手术创面的局部张力线及炎症反应减至最小。

● 对任何切口的缝合都尽量采取减少张力的美容缝合。

● 对目前流行的微整形注射或者激光治疗也要提高警惕。对于很多瘢痕体质的求美者，针孔处也容易留下红色的瘢痕。

很多人会提问，自己的瘢痕应该如何处理才最好。多年的临床经验告诉我，这没有统一的答案，也没有最好的方法，只有找到最适合的方法才是正道。如何在治疗瘢痕的路上少走弯路，对于瘢痕体质的人来说，真的很难。对于整形美容医生来说，只有不断学习、不断探索、不断积累，才能不断进步。

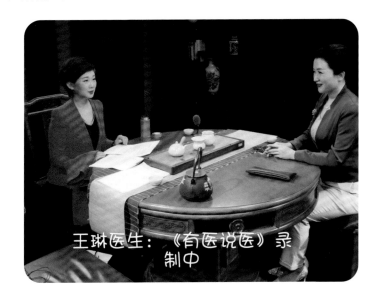

王琳医生：《有医说医》录制中

隐私部位瘢痕怎么办

不系安全带，男模遭毁容

开车和坐车时系安全带这件事，真的很重要，各位一定要牢记心中，否则悔之莫及！

给大家讲个让人痛心的故事吧。其实这种事情每天都有，只是对于20岁出头的男模来说，他的一生就此改变了。

一个晚上，这个男模打车回家，坐在副驾驶座位上。随后，出租车被追尾了，司机系着安全带，一点事儿没有；但这位男模坐在副驾驶座位上，由于没有系安全带，头就碰到了挡风玻璃，鲜血直流，被送到附近医院的急诊室做了清创缝合。他回到家后，父母紧张得一宿没睡，他身高将近1.9米，学的是模特专业，留下个疤在前额上，可怎么办呢？于是，他们一大早就在我的办公室门口等着了。打开纱布一看，一家人全傻了，在这么长的口子上大针大线密布得让人触目惊心！尺子一量：口子长13厘米，缝

不系安全带

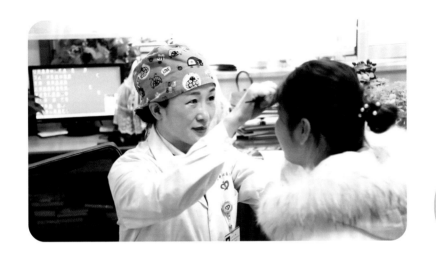

了10针。经过详细询问，我决定把他的原有缝线全部拆掉，重新进行美容缝合。进了手术室，在术中探查果然见到额肌全部断裂开，直接能见到颅骨了。经过认真地逐层止血，我对额肌、皮下组织逐层用不同的可吸收线缝合，最后用6-0美容线缝合皮肤。

小伙子在术中感慨，他的伤口在急诊室只用10分钟就缝好了，只有10针；而在这里用了一个半小时，缝了一百多针。我告诉他，对于急诊外科来说，抢救生命是第一位的，没有这样的条件进行美容缝合。整形美容医生会把断裂的组织逐层对位缝合，才能使皮肤的张力降至最低，才能让瘢痕最不明显，所以我们整形美容医生最需要练的基本功就是缝合！

拆线后，我们给小伙子做了有效的抗瘢痕治疗。术后拆完线，痂皮脱落后，采用抗瘢痕药膏坚持治疗了3个月。现在的他，满怀信心地期待着下一步的治疗，期待着让这个痕迹更加不明显。要知道，他那么帅，在T台上一定风度翩翩，岂能轻言放弃？

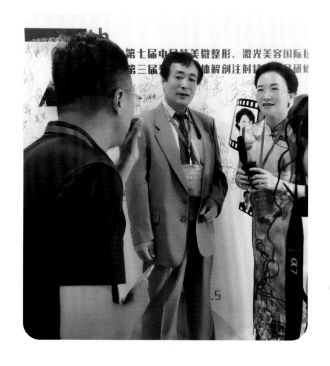

Part 5

私密处整容：
都是悄悄话

少女的私密处整形

私密整形都
能做什么

每周三专家门诊这天，科室里总是热闹非凡。如果有人用帽子、口罩把自己层层保护起来，再戴个大墨镜，那一定是有备而来的。

关好门，坐到我的对面，小琴才摘下这些武装，说："医生，我去年来找您看过的，现在下定决心了，做！"

助手拿来她的档案，哦，她今年20岁，希望做小阴唇肥大的整形手术。术前检查提示：小阴唇重度肥大，完全遮蔽尿道口，影响正常排尿，走路摩擦严重，有轻度破溃糜烂。

我说："去年看过，没有做，今年想好了？"

她非常坚定地跟我说："主任，彻底想好了，您给安排时间吧！"

经过详细的术前准备，躺到手术台上的她一直捂着脸，直到助手准备好一切，我戴上手套后跟她说："请放松，我需要先做测量和设计，别那么紧张，好吗？"

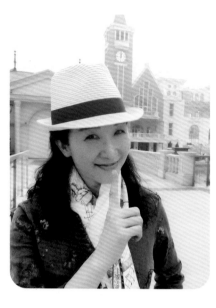

"主任，我不仅是紧张，而且还觉得特别不好意思，自己跟别人那么不一样，实在是太难堪了!"

我笑着说："这样的人蛮多的，有的是像你这样在很年轻的时候就有小阴唇肥大，早期手术没有任何影响，不仅解决美观问题，而且还可以减少长期与内裤的摩擦造成的种种不便。你看，经过术前准备，那天检查时，你那里长期摩擦后的糜烂就消失了。还有很多是中老年女性，随着年纪的增大，小阴唇也会变得肥大，不仅有你的这些症状，而且还严重影响两个人的夫妻生活。"

女性私密处
的悄悄话

虽然小阴唇肥大的多数是中老年女性，可是不少年轻女性也有这个问题！手术时间很短，也不痛苦，局麻术后也不影响日常生活。

神秘的处女膜修复术

女性私密注射
微整的四篇文
献研究

处女膜修复术不仅是一种物理性手术，而且是一种心理上的修复术，它能满足人们的心理需要。经过处女膜修复手术后的女性在心理上感觉有了强大的支持，在自我心理暗示的作用下变得坚强。

有位年轻女孩来到我们科咨询时，情绪很低落，不愿意与人交流。我仔细检查后发现，她的处女膜破损得不严重，可以通过手术的办法修复。经过40分钟的手术，修复后的处

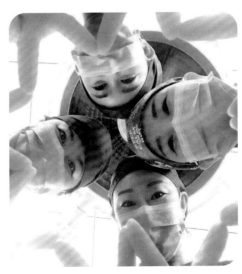

女膜仅留通过一小指的孔。

她1周后来复诊，青春的脸上洋溢着笑容，与手术之前的状态反差很大。她说现在轻松了很多，像刚刚卸下一个很重的包袱，可以开始新的生活了。

这种手术的难度取决于破裂的处女膜的残片形状。如果是由外物撞击、较少性生活、运动撕裂等造成的破裂，则一般较易修复。已有多次性生活且处女膜破损严重者，其修复手术的难度就很大。

该手术通常采用局部浸润麻醉，手术时间需要40分钟左右，使修复后的处女膜仅留通过一小指的孔，术毕涂少许抗生素软膏，口服抗生素1周，并配合坐浴。

注意事项如下。

● 手术应避开月经期，手术一般安排在月经结束后3～7天较好。

● 如有性病或阴道炎，则应先行治疗，再安排手术。

● 手术后1个月内尽量避免过度用力下蹲、骑自行车等使会阴部张力增加的运动。

● 术后应多食水果，避免便秘。

处女膜修复术
注意事项

女性私密整形——阴道紧缩术

有不少女性朋友会来咨询关于阴道紧缩的手术，好多人会顾左右而言他，问了很多其他问题后，才会转入正题。其实，随着人们对生活质量的不断追求，这个手术量也在逐年递增。她们的态度提醒了我，需要和大家简单谈谈阴道紧缩术的问题。

/ 为什么需要行阴道紧缩术？ /

许多妇女因各种原因引起阴道括约肌的功能减弱，黏膜皱襞变薄、变浅，在运动时，尤其在性生活时，空气进出阴道失去控制，发出异常的声响，影响正常活动及性生活的和谐，带来很多难言的烦恼，阴道紧缩术能帮助解决上述烦恼。

私密整形
在欧美

/ 什么样的人适合做阴道紧缩术？/

凡经阴道分娩、陈旧性的会阴撕裂、会阴侧切后伤口愈合差或先天原因造成的阴道松弛，导致性生活不满意者，都可以考虑阴道紧缩术。值得一提的是，随着生活质量的提高，越来越多的人要求做阴道紧缩术。该术式可以改善因阴道松弛造成的性生活问题，但不能解决因心理或其他原因造成的性生活问题。

/ 术前，医生会做什么样的检查？/

在第一次就诊时，医生会进行详细的检查，确定是否有阴道松弛，以及是由何种原因造成的阴道松弛。就诊者应该非常坦率地指出最感不适的地方，以及最希望通过手术达到的效果。这将有助于医生了解就诊者的期望，并确定这些期望实际上是否可行。如果有阴道炎或外阴炎，则需在治愈阴道炎和外阴炎后才能进行手术。为保证伤口顺利愈合，手术应选择在月经结束后的1周内进行。

/ 阴道紧缩术如何进行？/

阴道紧缩术主要根据每位患者的不同情况，采取不同的手术方式，将阴道后壁、阴道侧壁的筋膜肌肉收紧，以加强阴道的张力。

/ 阴道紧缩术的风险如何? /

术前，医生会向就诊者详细交代该手术可能产生的并发症，比如出血、血肿、感染、裂开、直肠肛管的损伤等。手术前后认真按照医嘱执行，以减少和避免大部分的并发症。

/ 术前，我需要准备什么? /

术前 1 周请戒烟，并停用阿司匹林等抗凝血药物。如果就诊者有便秘现象，那么请控制饮食，并按照医嘱通便。必要时，医生会安排相应的治疗方案。

/ 手术当天的情况如何? /

手术一般在局麻下进行，手术时间约为 1.5 小时。手术结束后，在阴道内填塞油纱卷以防止血肿形成。

/ 术后应该注意什么? /

术后应卧床 12～24 小时，应用抗生素预防感染；并用 1∶5000 的高锰酸钾溶液坐浴，每天 2 次；共 7～10 天；应控制饮食，防止便秘。术后无须拆线，早期应避免用力过度、弯腰或举重，4～6 周内禁止性生活。

梦露的那颗
"美人痣"

"大胸男"的苦恼

私密整形（上）

　　一个男生如果有个异常丰满的胸部，经常被人称为"大胸男"，那恐怕是件非常尴尬的事情吧！

　　如果刚好如下面照片所示，一侧膨隆发育如女性乳房，恐怕更是一件令人头痛的事！

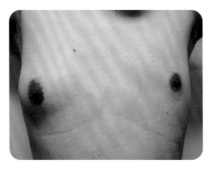

单侧男性乳腺发育的正面

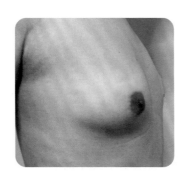

单侧男性乳腺发育的侧面

/ 我是酷爱健身的男生，可是别人的胸大肌和我的"大胸"好像不一样。/

通俗地说，正常男性的胸部是以胸大肌的膨隆为标志的，均匀隆起的高点在乳头、乳晕的内侧；而"大胸男"却有个松弛柔软的乳房，自然下垂形成女性乳房的模样。

/ 通过健身可以把"大胸"减下去吗？/

对于"大胸女"来说，通过健身以塑身减肥，可以使松弛的乳房紧致提升；但对于"大胸男"来说，运动健身可以减掉多余的脂肪，缩小乳房。但是，过度的胸部训练只会让乳房组织下方的胸肌发育得更加厉害，从而令乳房更加突出和明显。

/ 有治疗药物吗？/

对于"大胸男"的症状，医学上的诊断称作"男性乳腺发育症"。其发病原因有多种，在此不赘述了。简单地说，就是有原发和继发两种。排除继发于身体其他疾患的情况，原发的需要做身体激素水平和男性器官发育的检查。对于男性激素水平低下的，需要给予对症口服药物治疗。但是经检查，大部分"大胸男"的激素水平正常，男性功能也正常，所以无药物可吃。

/ 我不要做"大胸男"，给我治疗吧！ /

在目前的情况下，微创手术是治疗的首选方法。完善术前检查后，可以安排手术。一般情况下，门诊手术就可以解决，无须住院。手术切口隐蔽在乳晕缘，长约2厘米，术中通过特殊的设备将乳腺组织吸除取净，做到两侧对称，最后美容缝合即可。术后用弹力绷带进行局部固定。请注意，手术前后需要戒烟！

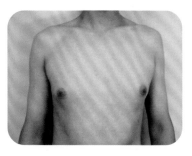
男性乳腺发育手术治疗前正面

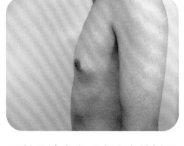
男性乳腺发育手术治疗前侧面

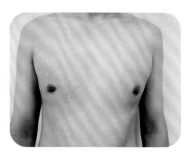
男性乳腺发育手术治疗后半年正面

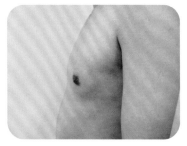
男性乳腺发育手术治疗后半年侧面

/ 有什么方法可以避免变成"大胸男"吗? /

"大胸男"多见于青春期和年长的男性，因为这两个年龄段刚好是体内激素水平最容易失调的时期。当男性体内的女性激素水平过高或者男性有雌激素敏感体质时，就容易导致乳房过度生长，单侧生长也不足为奇。因此，这两个阶段的男性应格外注意饮食，对激素水平可能较高的食物，尽量规避。并在男性乳房发育时，及时找医生就诊，防止误诊或延误病情。

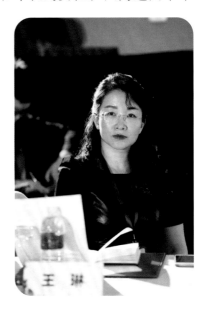

男性乳房肥大的
诊断和治疗

莎曼珊的硅胶乳头

　　我喜欢看美剧。《欲望城市》很经典，四位女主角个性鲜明，关键是她们太会穿衣打扮，简直就是一部时尚教科书。

　　莎曼珊是一个为了性而活的女人。在一个派对上，莎曼珊非常兴奋地跟三位好友介绍自己的最新"武器"——硅胶做的人工乳头！旁边一脸严肃的职业律师米兰达主动要求尝试一下，其余三人立刻围成一个圈，掩护米兰达把这对宝贝放到了她自己的礼服下面，然后开始向两位男士走去。两位正在交谈的男士的目光立刻被米兰达的胸部吸引，开始主动跟米兰达搭讪。另一边，三位好友目瞪口呆，莎曼珊干脆高呼："把我的乳头还给我！"

　　看到这里，我不禁笑起来，影视作品还真是来源于生活，高于生活。以前由于各种教育的普及度不够，所以对女性乳房的重视程度远远不够，甚至可以用愚昧来形容。记得

《庐山恋》这部电影里，张瑜是用带子把自己的胸部紧紧缠上……

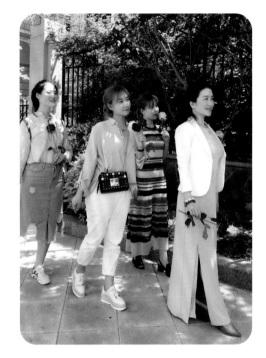

现代人的意识改变了，认识到了乳房的美对一个女性有多么重要。于是，大家开始隆胸，希望做女人"挺"好！同时，人们也认识到小小的乳头的重要性。凹陷的乳头没有办法哺乳，还会增加发生乳腺炎的风险，当然要治疗了。方法有两种：一是物理性治疗，佩戴乳头隆起器；二是手术治疗。需要面诊后，根据具体情况，因人施治。

美乳的标准

"乳房"跑到肚子上的女人

大胸妹子的
困扰

一个乳房变成了"两个"，眼看着右侧的"乳房"一天天往肚子上跑，小林终于痛下决心："请帮我结束这场噩梦。"已经5年了，从注射前的忐忑不安，到注射后的惊喜万分，再到现在的噩梦缠身，反复研究之后，小林来到了我的诊室。

"一针注射，轻松隆胸""无痛无痕""永久终身"这些极具诱惑力的注射隆胸广告曾让多少爱美女性跃跃欲试，为"挺"而走险。这其中暗藏的玄机和危险也只有那些勇于尝试的先行者用术后的种种并发症、种种痛苦才能概括！

其实，翻开手机，页面上经常会跳出类似"仿人体蛋白""生长因子""基因除皱"等名目繁多的注射美容项目，它们真的那么天然和安全吗？为什么正规医院没有这些项目？一位美容院老板说："要想吸引患者的眼球，关键在炒

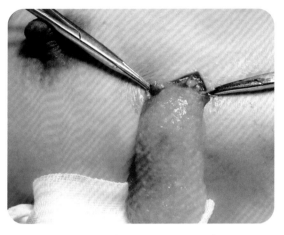

奥美定注射隆胸后20年取出

作，你得想个潮流点的新名词才能赚钱！"明明做的是奥美定隆胸，偏偏说是"自体脂肪"；明明是肉毒毒素注射，偏偏说是"基因除皱"……偷换概念，所有可能出现的问题都避而不谈，过程越简单越好，交钱就能做，不要问原理，大家都是拍胸脯来保证的。多可笑啊，你交出去的是自己的身体和健康！

　　来看看神秘的注射隆胸里面到底是什么？"奥美定"和"英捷尔法勒"的化学名称都是聚丙烯酰胺凝胶（Hydrophilic polyacryla-mide gel, HPAG），是一种化学物质，也可称之为"人工脂肪"。HPAG最早被作为细菌培养基，1987年被应用于隆乳领域，后经乌克兰引入我国。2016年，国家明令禁止使用HPAG。

　　由于这些材料若干年后会渗透到组织间隙中，乳房内会形成无数个大小不等的但包裹着凝胶的团块。如果想要完全清除这些团块，得打开每个包囊。这实际上很难做到，目前还没有能完全取净的方法。在我的实际临床操作中，也探索了很多方法，包括术前的彩超定位、术中的特殊器械和内窥镜的使用等，只能用一句话来概括——尽最大努力争取！注射隆胸的并发症表现多为变硬、流动。我看到的例子千奇百怪，有的到肚子上，有的到腋窝下，有的左右来回大挪移……

　　作为一个有良知的整形美容医生，我从未为求美者做过奥美定注射隆胸。奥美定从一开始就被我列为禁药，因为它违背了整形美容最基本的原则：植入人体的材料必须能够完整取出或者完全分解代谢。但是，这些年来，我已经为百余例注射过奥美定的患者取出奥美定。如何能够坚守医者的本分，需要有一颗坚定的心。

乱打美容针，
鼻子黑掉了

隆胸，一直是欧美排行第一的整容手术

私密整形（下）

  每年，我都会收到外籍专家的邀请，在国外的一些医学整形美容年会上进行学术交流、观摩手术、讨论案例、分享资源……

  也曾有幸受德国医生的邀请，去当地医院观摩学习。德国医生完全实行多点执业，我的德国同伴在三家医院工作，到其中一家是每周一次专门做隆胸手术。那天，我们做了8台隆胸手术：有的是假体植入，有的是假体取出修复，有的是自体脂肪移植隆胸，有的是"隆胸＋胸部提升"，有的是"隆胸＋乳晕缩小"……花样繁复。最小的求美者只有18岁，最大的求美者已经55岁了。她们来自欧洲各地。假体植入的大小也是各有千秋，但基本上在255克以上。下班查房时，那位55岁的求美者一直在哭。德国医生跟她拥抱，然后告诉我，她这是激动和感谢，她终于完成了自己的夙愿。

  我和德国医生们就隆胸手术的安全性、乳癌的发病率等

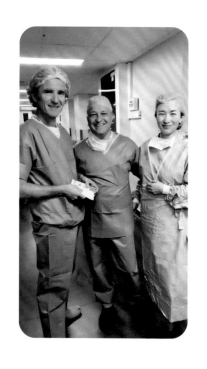

很多热点话题进行了探讨，包括之前某明星预防性切除乳房而植入假体的事件。乳癌在西方国家也属于高发疾病，但是多年来已经有很多文献用大量的统计学数据证明乳癌发病率与假体植入隆胸之间没有关联性。通俗地说，假体植入隆胸不会致癌，自体脂肪移植隆胸也不会致癌，两者都不会增加乳癌的发病概率。至于到底选哪种方式来隆胸？每种方法各有利弊，需要与医生面对面讨论，关键看哪种适合。

当然，德国医生十分擅长此项手术，在审美设计、手术流程、手术技巧、并发症规避及术后护理方面都给我上了一堂课，使我受益匪浅，这些知识必须应用到自己的临床工作中。我自己在乳腺外科工作的时间里，对于乳房疾病和乳房结构也有很多自己的理解，也跟德国同行进行了分享。

自体脂肪隆胸

隆胸的假体破了，真糟糕！

整容医生和
你说私密悄
悄话

春节前的某一天，来了位特殊的患者。我正在手术室里忙着，外科门诊突然来电话要求急会诊。原来，正在哺乳期的她突然得了乳腺炎，外院消炎对症治疗2周，不仅一直没有好转，而且形成了脓肿破溃，转诊到我院的外科门诊。外科门诊的医护人员在清理脓肿时发现里面还有个假体，立马给我打电话了。

我要求他们暂时停止操作，等待我的面诊检查。原来，她3年前做过硅凝胶假体植入隆胸手术，现在假体发生了破裂泄漏，必须立即手术取出。经过1小时的手术，破裂的硅胶假体被取出，我用了大量的抗生素盐水来冲洗残腔，并放置了引流条。经过一段时间的换药，乳房的炎症终于消退了，创口也很快愈合了，她又可以给宝宝哺乳了。

其实，这位患者乳腺炎持久不愈与假体的破裂渗漏有很大的关系，因为她的假体放置在乳腺的下方、胸大肌的前方，一旦渗漏，很容易与腺体相通，造成顽固的炎症。在取出假体后，乳房内没有了异物，炎症也就很快消失了。

然而，已经隆胸和想隆胸的女士也千万不要听到假体泄漏就被吓倒。因为1998年以后，第三代硅胶假体出现，它的拉伸能力、抗老化能力、抗腐蚀能力都有了进一步的提高。

2006年，德国研究人员发现，泄漏到体内的硅胶隆胸假体会逐渐消散，消除了人们一直以来对硅胶隆胸假体泄漏致癌的疑虑。德国门斯特大学著名化学家及医生贝蒂娜进行了一项研究，涉及600名接受过硅胶隆胸手术的女性，并检查了很多已被摘除硅胶隆胸假体的女性。研究发现，在摘除硅胶假体3～5年后，在患者的肝脏和血液中并未发现硅胶物质，泄漏的硅胶假体没有致癌的迹象。

我建议隆胸的女士最好定期去医院检查，因为硅胶假体在渗漏之初是不会有任何不适感的。等到有感觉时，往往乳房已经开始肿胀或出现渗液了。

隆胸手术的
安全性

腋窝下的那点事

腋窝下的
那点事

　　记得看过一部香港电影，电影名字忘记了，只记得描述的是一个从内地到香港的穷小子，恰好得到女主角的青睐，于是对穷小子进行了魔鬼训练，准备变身为一位谦谦公子。其中有一个情节就是让他施展男人的魅力。镜头中，他拉着女主角大跳热舞，其中的一个动作就是不断地把女主角拉到自己的怀里，张开双臂，拼命将腋窝凑到女主角的脸庞上。女主角后来忍不住了，吆喝一声："你在干什么？"穷小子委屈地说："我在用自己的男性魅力征服你啊！"我当时笑得合不拢嘴。

　　其实，话糙理不糙，大汗腺确实是性腺的一部分，只是在人类进化的过程中慢慢退化了。在现代生活中，我们越来越讲究个人品位、生活质量，"腋窝"下的这点"风情"就成了很多人的心头大患：腋窝下容易出汗，过多的汗液不但让人不舒服，还会染湿衣物，让我们看起来很狼狈；腋窝下有丰富的腋毛，让我们不敢抬起自己的胳膊，更别提穿吊带、无袖衣服了；腋窝下还容易产生一些异味，就是常说的腋臭，让很多人不敢跟别人靠近。总之，腋窝下的这点事，可是现代人的心头大患。

于是，各种应对方案层出不穷。不是怕出汗吗？各种香体止汗露在超市里面应有尽有。我喜欢走珠式的，临出门前在腋窝处滚一下，在热浪滚滚的夏天，绝对保护我的宝贝衣服没有汗湿。但是有过敏体质的人要小心了，因为其成分主要是6%～20%的氯化铝无水乙醇溶液、5%的明矾、5%的鞣酸、5%～10%的甲醛溶液、10%的乌洛托品溶液和5%的乌洛托品凝胶棒。此外，还含有一定的香精和其他添加剂。其中的乙醇、甲醛、鞣酸、香精和添加剂都可能因人体体质的敏感性不同而诱发不同系统、不同程度的过敏性疾病。

处理腋毛的方法更多，简单、省事、便宜的就是用脱毛膏。抹上脱毛膏之后，几分钟就可以将毛洗掉。可惜脱毛膏刺激性大，气味难闻，而且还容易引起过敏。更糟的是，用得越勤，毛长得越快、越密。还可以用脱毛器处理腋毛，可惜新毛也是长得越来越密。也可以选择一劳永逸的方法，比如激光脱毛。

至于腋臭，如果诊断明确，也可以做手术。

多汗症的表现、治疗方法和有效期

腹部拉皮手术

腰腹臀的
美学指数

　　某个电影镜头一直深深地留在我的脑海里，就是男女主角潜水出来，一起进入古堡式的房间，女主角脱掉了湿湿的衣服，镜头停留在她那迷人的腹部、标准的傲人曲线上。她腹部扁平，但略有弧线，曲线圆润，肌肤细腻紧致，真是一位性感美人！

　　也许在青春少女时代，我们都拥有过这样的迷人腹部。可是好景不长，在怀孕过程中，日渐长大的胎儿让我们腹部的筋膜、肌肉、皮肤都受到很大的牵拉，即使产后恢复得再好，大部分人也会遗留下难看的妊娠纹，以及松弛下垂、没有弹性的皮肤。

　　最近，我为求美者做了很多的腹部拉皮手术，手术分经典的腹壁成形术和迷你妈咪拉皮术。前者的手术范围大，从耻骨上方一直游离到肋弓下缘，把多余的小腹皮肤切除，修补拉紧筋膜和肌肉，再把上腹皮肤向下拉紧，重新定位肚脐的位置，需要住院。后者的手术范围小，只是处理下腹部，不包括上腹部，不用移动肚脐，在门诊就可以处理。手术可以去除大量多余的皮肤、很多妊娠纹及妇产科手术遗留的可怕瘢痕，切口位于非常隐蔽的比基尼位置。精妙的设计和高超的缝合技术，配合术后完善的抗瘢痕治疗，可以使切口愈合得非常理想。

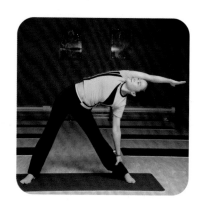 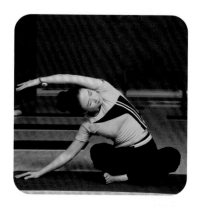

Part 6

不怕不怕，
医生的神经比较大条

如何选择整形美容医生

《城市直通车》
暑假整容忙

　　我的邮箱里有很多求美者发来的关于在各地整容之后出现各种不满意问题的邮件。我刚下手术台，就碰到一个刚做完手术就对手术效果非常失望的女孩。她在网上找到我，急切地要过来修复，这让我啼笑皆非。让她发张术前照片，结果没有清楚的素颜照，全都是各种化妆之后的修图照片；问她手术方法，一问三不知；让她找主刀医生好好谈谈，她说不信任了，不想去……真的是无言以对。

　　我们在网上购物，看到那么漂亮的衣服照片，会心动下手购买，买回来不称心如意者不少吧，衣服可以退货，可以送人，最多不穿了，那么整容呢？

　　同样道理，有人看到令人心动的整容广告，明星的手术对比照片，优惠的价格，集各种光环于一身的"专家"莅临，就心动前往了。看到富丽堂皇的店堂，在接待人员的亲切引导下，做吧！

可是你可能忘记了最关键的一条：做整容手术，医院的规模和手术设备确实非常重要，但是最关键的还是需要医生的双手来实施手术！所以，最重要的是找个好医生。这个医生需要全面理解你的问题，全面掌控手术方案、手术过程，光这些还不够！还得对术后可能出现的问题有足够的处理方法和经验！

当你下定决心要整容时，就算是打针、做激光，只要是在你的脸上、身体上做的，都不要怕麻烦，好好走几家医院，跟医生好好谈谈，把自己的想法充分地向医生表达。然后，选择能够充分理解你的想法，并且提出的治疗方案又能够被你完全理解和接纳的那位医生。彼此的理解和信任将帮助你渡过手术后难熬的"虐心期"！

下面，我根据自己多年的从业经验，给大家提几点建议。

1. 明确自己为什么要整容

好好照镜子，明确自己的形象，理性判断自己为什么要改变。不要追随潮流，不要跟风，不要盲从，更不要为了挽救婚姻和爱情而整容。整容的最终目的以提升自我满足感为好，所以一定要能够自我掌控。

2. 做功课

现在的信息渠道很多，可以多方搜索，但是很多整容方面的专业用语和日常生活用语还是很不一样的。搜到信息之后，还要落实到面对面地跟自己选择的医生交流。通过这样的实地考察，可以仔细观察这家医院是否专业正规，医生的素养能力如何，同时要观察医生能否对手术前后、过程、副作用等充分解释到位，做到万事俱备。

3. 资金准备

整容的开销都不是小数目。如果是"白菜价"，那你一定要三思而后行。有些机构为了吸引客源，将费用分解，还有的以次充好、偷梁换柱……

4. 明确整容前后需要注意的事项

避开月经期，做各种化验检查，选择合适的手术时间、手术麻醉的方式，以及是否需要空腹准备，手术过程的大致时间，术后是否有纱布、绷带进行包扎固定，是否需要制动卧床，是否需要进流食，消肿需要多长时间，换药拆线的时间，何时可以化妆，何时复诊……问题都是针对不同的手术和治疗方案而定的，一定要了解清楚才能准备好充足的时间，做好心理准备，从容面对！只有多下功夫，才能少走弯路！

医生需要的"职业表情"
源自"钝感力"

医生，尤其整形美容医生，在各种聚会中，都是相当受欢迎的角色。大家都喜欢跟我咨询探讨关于疾病、健康、美容。有些人在医院见过我，会觉得生活中的我反差很大。当然，在医院，我是救死扶伤的医生；在生活中，我是爱美、爱生活的小女人。关于这一点，有位著名作家曾说我有着最标准的职业表情。

还记得在一次晚宴中，当我出现在这位著名作家面前时，他根本就没认出我来，席间一直感慨："原来王主任还有这样的一面，不过想想你的博文就释然了。"

这位作家风趣幽默，最想跟我探讨的就是这个职业表情，可我一无所知！于是，在他的循循善诱下，我明白了自己这个让他赞不绝口的"医生职业表情"从何而来。

第一次到韩国、日本研修的时候，特别喜欢他们的医院氛围：公共场所非常安静，穿各种不同级别工作服的医护人员都是仪容整洁、面色凝重、低言细语、行色匆匆。下级医生、护士见到上级医生一定会深鞠躬并问候，同级医生也会点头低声示意。那时候，我穿着博士的教授白西服。所有的年轻医护人员都对我毕恭毕敬，让我受宠若惊。他们的等级森严，教授没有离开，没人下班，都在办公室里静静地工作、读书、写论文；手术时，教授坐着，助手们从头站到尾。有一位住院医生长得特别高，一直蜷着身子一丝不苟地做三助，看得我都不忍心了，可他没有一点点不自在的表情。当博士离开手术室的时候，他直挺挺地就躺到手术室地上了。

当时有些懵懂，但是直觉告诉我，一个医生就是应该在穿上白大衣的时候有型有款，包括白大衣里面一定是雪白的衬衫领。女医生就应该化淡妆，笑容要温文尔雅，声音要低沉简短。工作环境中不应该嬉笑打闹，不应该有跟医务工作无关的举止，这样的正能量也会传递给自己的患者。

回国之后，自觉执行了，受益良多。在跟外籍专家这么多年的合作和相处中，汲取很多：他们热爱自己的职业，信守做医生的职业道德，处处为自己的患者着想，不断学习，不断进步，从不放弃。潜移默化中，我慢慢成长了。

一次偶然的机会，我读到了日本作家渡边淳一的散文集《钝感力》。什么是"钝感力"呢？他是这样定义的，"拥有迟钝而坚强的神经，不会因为一些琐碎小事而产生情绪的波动"。

他详细描述了自己定义的"钝感力"，因为外科医生很

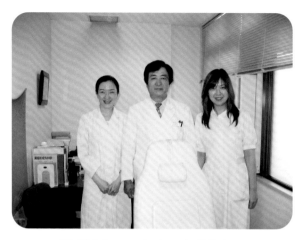

王琳医生2006年在日本进修学习

辛苦，要随时应对各种突发的急诊状况，所以要有强大的神经、足够的耐力。作为小医生，经常挨骂受训，也要挺住，不能因为犯错受骂就失去自信，要越挫越勇，才能面对挑战，一点一滴地积累起作为医生应有的医术和医德，然后慢慢成熟起来。

于是，我明白了，作为整形美容医生更要有这样的"钝感力"。因为整容的患者经常会有过分的要求，经常会有过激的语言，你需要用强大的神经来稳定自己，用一颗淡定的心来拒绝金钱的诱惑，用丰富的知识和经验来跟他们沟通，才能与他们达成共识。这样下来，就能表现出自己完美的"职业表情"。以这样的状态来迎接每位求美者，应该是一件乐事。

坚持做一个
专业的医生

整形美容医生的
专家门诊：对话实录

如何证明
我是我

（侧栏）Part 6

不怕不怕，医生的神经比较大条

每周三上午 8:00—11:30 是我的专家门诊时间。患者很多，一般情况下我要忙到 13:00 左右才能结束门诊。很多患者坐着火车、飞机、长途车从很远的地方过来，又等那么久，真的很辛苦。每位患者都希望多跟我交流一些，谈得详细一些、透彻一些，这也是我作为整形美容医生的宗旨。

整形美容科的故事还是挺有意思的，给大家分享两个。

1. 爱美男的多次造访

他年过 40，一进来就很熟悉的样子："太好了！你还没退休！我的后半辈子就靠你了！"我笑着不语。自从两年前在某家美容机构免费尝试电波拉皮提升，在脸上留下多处烫伤瘢痕后，他已经来找过我很多次了。经过抗瘢痕治疗之后，初次见到他时那又红又硬的瘢痕已经软化，颜色也已接近肤色，但是细看仍然有少许的不平整。他一定要把脸凑到

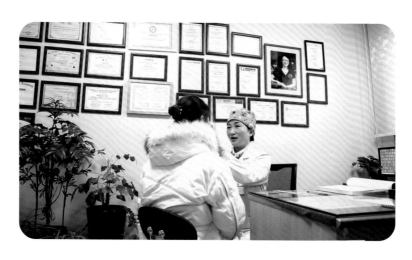

离我很近的位置，把这些部位一一指给我看："照你说的，我是好很多了，可是这疤还在啊，你快想想办法给我去掉吧！"在跟他解释一番之后，他马上转移话题："好吧，这个先放这儿，你看我这眼袋当时也切坏了，这条疤又红又明显的，帮我修一修！"

我无奈地说："大哥，这世界上没有免费的午餐，您当初看广告一冲动就上了手术台，留下这么多的问题。瘢痕一旦形成，只能改善，要想彻底去掉是不可能的，尤其是眼睛周围，像您这样眼毛特别稀少，尤其下眼毛部位不太富裕的男性，切眼袋的手法再不够细腻，切口再往下一点儿，唉……"

2. 斑点女的祛斑情结

她不到40岁，皮肤真的不太给力，暗黄且毛孔大，斑点也重，还有好多皮屑。"王主任，我身上皮肤特别好，可是就这张脸，真是太不会长了，从生完孩子之后，斑斑点点就没断过，最近越来越厉害了！"我细看她的脸："你的皮肤好薄、好干，全都起皮了，怎么洗脸的？"她的眼睛一亮："我洗得可干净了，每天最少洗两遍，都是那种起泡泡的洗面奶，水温需热一点，才能洗净。"我说："你这样的肤质，需要温和洗脸，你把皮肤表层的皮脂膜都去掉了，皮肤的保护就不够，更容易加重敏感色斑。"她摇摇头："没事儿，我基本上每天晚上都敷个面膜，看过你的博文了，面膜是好东西。"

我无奈地说："我们的皮肤真的很娇嫩，最外层的角质细胞是通过皮脂腺分泌的皮脂及水分的乳化，形成一层皮脂膜覆盖在上面，并且渗入角质细胞之间使其连接完好，好像砖墙被水泥连接才砌得坚固，能遮风挡雨！皮脂膜能锁住水分不流失，吸附外界的灰尘，还能抵御细菌病毒的侵蚀。"

所以，这位女士过度清洁的做法，就相当于把一件真丝衣服给洗破了，可是她觉得不要紧，因为她会"每天敷个面膜"补上！何苦呢？

诊室里的故事每天都在精彩上演，不同年龄段患者的诉求不同。现代科技发达，各种整容技术日新月异，我们也许真的可以让"时光逆转"，下垂的眼皮可以提升拉紧，松弛的皮肤可以绷紧填充，但是眼神和眼睛里的光彩、皮肤的光彩、身体曲线的光彩却无法通过手术、激光、注射来重塑。

求美者实录

只有整形美容医生知道的事

整容医生眼中的
漂亮和美不一样

我做整形美容医生后，患上了一种职业病：每看到一张脸，首先就是看整了没有，整了哪儿，怎么整的，整得好坏与否。

这职业病在平日的临床工作中是非常有用的。一位旅居日本的患者节前做了双眼皮和微整，亮瞎了朋友圈。于是，这位患者的好朋友住在别的城市，加我微信之后就发照片给我。我请这位患者的好朋友先简单介绍一下自己都做过什么。她信誓旦旦地说："我今年39岁，啥也没动过，这就是原始容貌，您给出个方案吧！"我回答："从这几张照片看，您应该做过外路法去眼袋，注射填充过鼻梁，嘴唇和鼻唇沟应该也注射过。"她立刻就被我的专业回答惊到了，回答说："您都看出来了？我都不记得啥时候做的了，好像已经是很久以前的事了……"

整形美容医生需要明确患者的既往史，这是非常重要的！要知道，原始结构决定了老化趋势。打个比方，咬肌肥大的人，如果常年打瘦脸针，追求锥子脸，35岁以上还继续大剂量注射，保持这样的锥子脸外观，那你就会发现她的下颌曲线会松弛下移，侧面观的时候，颊部松弛会更加明显，过早出现"羊腮"状！很多影星有这个问题！侧颜是重要考验！我经常劝一些过度追求整容的人：肉之不存，皮将焉附？很多患者不明白我为什么要看其原始未修图的照片，这是一个严谨的、有经验的、专业的整形美容医生之根本——为患者负责！

　　这个职业病还有一个坏处：看到如花似玉的演员，偏偏研究人家整哪里了，害得我老公和儿子严格规定，除非他们问，否则不许说。

　　就如前一阵的晚会，两位80后女演员登台亮相。老公问我："你说说看，这两名女演员的眼袋怎么这么大！"这下子我可兴奋了，找张纸画图给他们看：何为眼袋，何为眶沟，何为卧蚕，眶周的衰老机制如何，眶周年轻化包括哪些内容，卧蚕的形成和对眼部年轻化的重要性……而这两位女演员，有一位这次明显是卧蚕位置的填充物做多了，类似于肌性眼袋，反而显得眼周老化，尤其在近镜头下，毫无明眸善睐之感，美瞳也戴了，可是眼神的灵动没有了，跟旁边的那位女演员高下立现！

　　做整形美容医生时间越久，临床工作越多，文献读得越多，跟国内外同行交流得越多，就越琢磨明白一件事：判断一个好的整形美容医生，你不要只看他（她）做过什么，而要看他（她）没有做过什么。在这个纷扰的世界里，能够保持一颗平常心，冷静判断，不拿自己的患者做小白鼠，像呵护大自然的花花草草一样，细心地打理每位求美者，不容易！

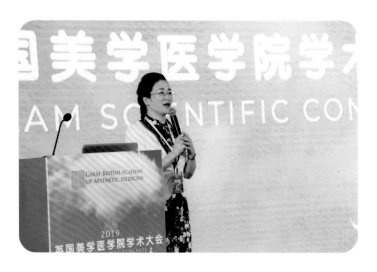

求美者如何
避免盲目整形

手术下台，一切才刚开始呢！
提醒你一定要关注这些细节

每次跟求美者沟通的时候，我都会不厌其烦地做各种分析、各种解释，配合各种图解、案例对比照片分析，再三强调整容手术下台后，一定要严格执行医嘱，该复诊的时候一定要复诊，该注意的细节一定要遵守。

1. 体位问题

一般来说，整容手术大部分涉及头面部，术后会要求抬高术区。为什么？讲个简单的道理，水往低处流。在我们做完手术之后，手术部位就会充血肿胀。如果你抬高这个区域，相对来说消肿就会快一些，也有利于渗出液的引流，创面会更快愈合。如果注射了肉毒毒素来除皱、瘦脸，那么更需要在48小时内抬高头部，因为肉毒毒素注射后会有一定的弥散范围，过度低头会导致提上睑肌等提肌力量的受阻，引起上睑下垂，那麻烦就大了。

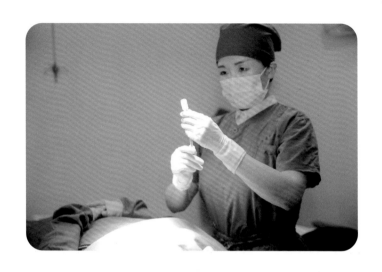

2. 术后一周不洗桑拿、泡温泉

术后一周不洗桑拿、泡温泉很麻烦，尤其在寒冷的冬季。手术自不必提，在拆线前是肯定不能做这些项目的，因为那样的话，切口容易裂开。最近碰到的主要是有的微整形注射后的患者马上进行了热水浴，这会明显加速药物代谢，以致明明可以维持一年半的玻尿酸注射很快就吸收了。因此，在注射完1周内，请尽量不要泡澡等。

3. 水光注射强化护理

水光注射

水光注射后，真皮层被500个以上的针孔刺穿，此时要做强化护理。虽然针孔很快就会愈合，肉眼不可见，但是这是最佳的护理阶段，千万不要错失良机。选择适合自己皮肤的小分子护肤产品，进行深层导入、按摩吸收、面膜强化，这些都是事半功倍的手段，能达到水嫩、白皙、润滑的减龄效果！

4. 局部制动

在很多整形修复手术中，体位的控制是非常重要的。例如，隆乳术后，肩关节制动最少一个半月，也就是不能抬高胳膊，为什么？因为假体一般放置在胸大肌的下方，如果抬高胳膊，就会牵动胸大肌，很容易造成假体移位！同理，除腋臭手术的微创切口也在腋下，抬高胳膊会引起皮肤的移位甚至血肿形成、切口裂开，所以也需要肩关节制动。不但如此，做唇部手术的时候，嘴的活动也是严格受限的。一名唇裂二期修复的男生，术后3天换药，切口愈合良好，但第四天切口裂开了，为什么？原来他以为没事了，在家看喜剧，哈哈大笑之后，切口就裂开了……

5. 女性避开月经期

整容手术一定要避开月经期，最佳时间就是月经结束后的1周左右。很多人不明白，总是存在侥幸心理，真的会出大事的！因为在月经期，人体凝血功能受影响，抵抗能力很差，很容易肿胀，影响美容效果。有的女生说，我还有3天才来月经，赶紧做吧。结果上台前她一紧张，月经就来了，多尴尬！那天，我遇到一位患者，就是在月经期做的手术，术后感染、瘢痕挛缩。我问她："你没跟主刀医生说吗？"她

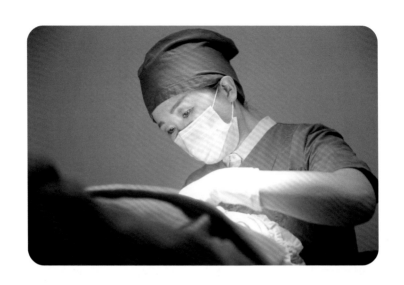

说："我说了，可是医生说，已经准备好了，就赶紧做吧，问题不大。"你看，出了事才后悔，何苦呢？

最后，提醒所有爱美人士，如果主刀医生没有跟你建立良好的沟通关系，没有对术后随访提出很好的意见，那你可一定要三思而后行！我们花钱买车，都要买保险、保养、维修，更别提我们最宝贵的身体了。有经验的整形美容医生一定会把后续的复诊和维护交代清楚，为你的美丽和安全保驾护航！

一个医生的自白

那些不可逾越的整容底线

科室美小护微整案例引起巨大轰动。很多朋友纷纷找我，"我们也要微整！我们也要年轻！"还有很多朋友看到这样自然、年轻、美丽的效果，很诧异为什么身边有些人整完了反而看起来更老了，僵硬不自然。其实，关键就是整的地方不对。你以为玻尿酸打得越多就越年轻吗？你以为双眼皮割得越宽就越美吗？你以为脂肪填得越多就越立体吗？当然不是。清晰记得多年前我开始做玻尿酸注射，根据自己的临床经验和查阅大量文献后，做的第一个相关专题课件就是注射1毫升玻尿酸能达到什么样的效果。

在看到很多广告促销后，有很多求美者问我，一次打10支玻尿酸，打个折吧！在这里，作为资深的整形美容医生，我想给大家谈谈最常见的整容底线。

很多人对整容手术存在误区，看了太多

那些不可逾越的
整容底线

的演员整容史和网上整容经验分享，误以为来到整形美容医生这里，脸蛋想多瘦就多瘦，眼睛想多大就多大，鼻子想多高就多高，下巴想多尖就多尖，完全不看自身条件……然而，违反身体极限的整容行为会对身体的正常功能造成伤害！

1. 割双眼皮

双眼皮宽度不要超过10毫米。我们中国人的上眼睑睑板宽度一般在10毫米之内，如果做的双眼皮超过这个宽度，就很容易形成上眼睑塌陷、多重褶、"肉条感"、顽固性肿胀，甚至重睑线消失、上睑下垂。看上去更是有不自然的"瞪视"感。

2. 隆鼻术

现在很流行鼻综合手术——鼻尖部的软骨移植抬高塑形和鼻背部的假体植入。一般来说，鼻背部假体切忌过高、过宽，否则会有明显的皮肤绷紧、变薄，而假体轮廓清楚，透光感明显，冬天会有明显的"红鼻子"现象。鼻尖部抬得过高就会见到两个大黑洞似的鼻孔，侧颜尤其可怕。

3. 吸脂术

记得有一段时间，很多广告在宣传一位吸脂大师，说他创造了一次吸脂上万毫升的世界纪录。吸脂是一个全身体液大动员的手术，一次吸脂不能超过3000毫升。对于过胖的人，只能分次操作，切忌一次抽吸过多，否则很容易引起休克等严重并发症！当然，仍然有很多人在挑战这条底线。但科班出身的整形美容医生是严守此底线的！

4. 玻尿酸注射面部

玻尿酸注射太少肯定不能起到很好的填充和塑形效果，但是如果同一部位注射过多，比如一次全脸注射超过10毫升，就很容易造成肿胀变形。因为目前国内的玻尿酸产品大多是吸水膨胀的，所以不可矫枉过正。矫枉过正特别容易造成皮肤过度紧绷，表情僵硬，直接变成"**包子脸**"！如做隆鼻时，若一次注射2毫升以上，就很容易钝化成"**阿凡达脸**"。丰下颌时，若一次注射2毫升以上，就很容易形成"**锥子脸**"，更容易引起表面皮肤的过度透明和血管扩张！如何选择最合适的剂量以达到最佳的效果，需要整形美容医生高超的审美、丰富的经验和精湛的技术！

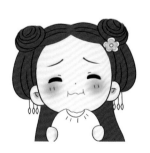
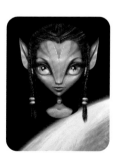
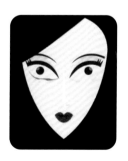

包子脸　　　　　　阿凡达脸　　　　　　锥子脸

5. 肉毒毒素注射

肉毒素注射一次不要超过200单位。一般来说，对于面部除皱、瘦脸，注射100单位足矣。但是对于瘦腿，根据肌肉的发达程度，可能每侧需要注射100单位。

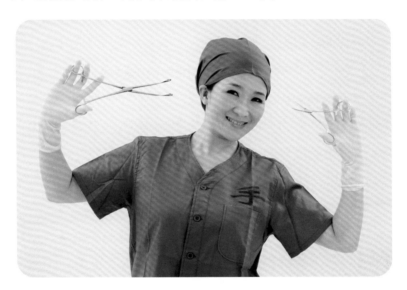

后　记

2006年7月6日，我在新浪开设了博客，纯属偶然。当时，《大连日报》的一位记者负责健康版，她约我做采访，却因太忙总是找不到合适的时机。于是，她问我："您写日记

张源来信

吗？现在流行博客，就是网络日记，您把日常工作中的感悟写下来。这样，我们的采访就方便多了！"

我擅长写日记，于是这事就一直继续下来了。

激励我一直写博客的主要原因不仅是给各大媒体提供采访素材，更重要的是可以更好地进行科普宣传教育，还很好地表达了我的生活态度、职业和专业精神，找到了散落在天涯海角的"自己"，他们成了我人生中不可或缺的朋友。

时至今日，博客已经不再流行，但我依然在坚持，把一些前沿的学术动态、美容潮流、个案分析等与大家一起分享。后来，又在2014年创立了我们科室的公众号，由助手把博文内容按照手机阅读的习惯进行整理后发布。这十多年的博文就像一部百科全书，也是我亲自写下来的珍贵的第一手临床资料。科室新员工入职后，通过通读这些资料，基本上

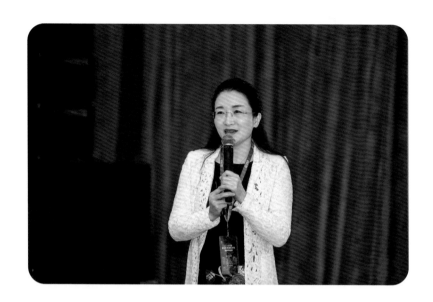

可以全面掌握整形、美容、微整、激光、皮肤管理的知识。很多的国内同行见到我的第一句话也总是"我读过你的博文！"

此次，能出版《后天为美：懂我前，别整容》，要感谢大连市中心医院整形美容科的全体员工，高赫、任爽、刘瑶、王慧、付瑶、王雨桐、李丹、罗晓梦、胡晓丽、柳少华、张莉、张岩、李娜、赵洋、刘晓敏、刘晓慧、常成玉、李怡慧、宋洋、郭美琳、王晴晴、姜楠、王小宇、彭永远、姜峰等，是你们无私的陪伴和奉献，有了这本书的诞生！

感谢我的父母和家人，是你们的爱和宽容，陪我成长！

感谢所有读过我的博客的朋友们，是你们的支持和理解，给了我写下去的勇气！

最后，要感谢翻开这本书的你，王琳医生用24年的整形美容经验，跟你讲述如何安全求美！

王琳医生

2019年1月

图书在版编目（CIP）数据

后天为美：懂我前，别整容 / 王琳著. — 杭州：浙江大学出版社，2019.4（2019.6重印）
ISBN 978-7-308-18080-1

Ⅰ.①后… Ⅱ.①王… Ⅲ.①美容－整形外科学－普及读物 Ⅳ.①R622－49

中国版本图书馆CIP数据核字（2018）第058202号

后天为美：懂我前，别整容

王 琳 著

策划编辑	张　鸽
责任编辑	金　蕾（jinlei1215@zju.edu.cn）
责任校对	丁沛岚
封面设计	春天书装
插 画 师	张兆曦
出版发行	浙江大学出版社
	（杭州市天目山路148号　邮政编码310007）
	（网址：http://www.zjupress.com）
排　　版	杭州兴邦电子印务有限公司
印　　刷	浙江邮电印刷股份有限公司
开　　本	880mm×1230mm　1/32
印　　张	6.375
字　　数	122千
版 印 次	2019年4月第1版　2019年6月第2次印刷
书　　号	ISBN 978-7-308-18080-1
定　　价	59.00元